Sabine Pohl

Das Ölbuch

Pflanzenöle kompakt erklärt

Impressum

Wichtiger Hinweis

Dieses Handbuch dient der Aufklärung, Information und Selbsthilfe. Jede Leserin und jeder Leser ist aufgefordert, in eigener Verantwortung zu entscheiden, ob und wofür welche Pflanzenöle eingesetzt werden können. Im Zweifelsfall oder bei bereits bestehender Erkrankung muss stets eine Fachperson zugezogen werden.

Auch manche Pflanzenöle können, falsch eingesetzt oder zu hoch dosiert, zu Nebenwirkungen führen. Beachten Sie bitte unbedingt entsprechende Hinweise auf der Verpackung und in diesem Buch.

Impressum
6. Auflage 2024
ISBN 978-3-943793-45-1
Dieser Titel ist auch als E-Book erhältlich.

Nesso 8, 87487 Wiggensbach
Fax: 08370-8896
www.stadelmann-verlag.de
E-Mail: bestellung@stadelmann-verlag.de
Umschlaggestaltung: Bettina Buresch, Schongau
Illustrationen: Peter Ebenhoch, Anita Kössler, Monika Ostermeier
Vorlage Schneckenpresse: screw-press GmbH bearbeitet von Thomas Stadelmann
Fachlektorat: Gabrielle Fernsebner, Rosenheim
Lektorat: Danielle Flemming, Darmstadt
Satz: Eberl & Koesel Studio GmbH

Inhaltsverzeichnis

Vorwort

Herzlichen Glückwunsch! Sie haben den ersten Schritt getan, tiefer in das äußerst spannende und für Ihre Gesundheit so wichtige Thema Pflanzenöle einzusteigen, und halten einen in dieser Form einzigartigen Ratgeber in den Händen. Bevor Sie das Thema so richtig packen wird, möchte ich Ihnen kurz meine persönliche Geschichte zum Thema Öl erzählen.

Als ich vor vielen Jahren meine Tätigkeit als Kundenbetreuerin bei einem großen Naturkosthersteller begann, versetzte der „PER"-Skandal gerade die Olivenöl-Fangemeinde in helle Aufregung. Auch in einem Olivenöl meines damaligen Arbeitgebers waren Rückstände dieses Lösungsmittels gefunden worden. Hierbei handelte es sich allerdings noch um ein konventionell angebautes Öl aus einer Ölmühle in Spanien. Die Verbraucher waren mit Recht verärgert. Mit der Aufgabe, der Kundschaft zu erklären, wie so etwas passieren konnte, wurde ich gleich ins kalte Wasser gestoßen. Weder mein Studium der Agrarwissenschaften noch meine Tätigkeit in einer Vollkornbäckerei hatten mich auf dieses Thema vorbereitet.

So begann ich, mich über die verschiedenen Verfahren zur Herstellung und Verarbeitung von Pflanzenölen zu informieren und erlag schon bald der Faszination dieses wichtigen Nahrungsmittels. Was für ein Potential schlummerte in der Vielfalt und der hochwertigen Qualität der Pflanzenöle! Ich brannte darauf, meine neu erworbenen Erkenntnisse persönlich an andere weiterzugeben und begann, Seminare zum Thema Öle und Fette abzuhalten. Die Resonanz war und ist so positiv, dass mein Forscherdrang auf diesem Gebiet ständig weiter angeregt wird.

Um das so gesammelte Wissen über Pflanzenöle und -fette einem breiten Leserpublikum weiterzugeben, entstand vor nunmehr 15 Jahren die erste Auflage dieses Buchs. Natürlich entwickelt sich der Wissensstand zu diesem Thema immer weiter. Hiermit liegt nun die 4. Auflage vor, die komplett überarbeitet wurde. Dabei hatte ich die Gelegenheit, einige neue Erkenntnisse, z. B. zum Thema Omega-3-Fettsäuren und Kokosfett, aufzunehmen. Auch die EU-Verordnung zur Olivenöl-Qualität wurde aktualisiert.

Ich freue mich, dass das Büchlein nun im Stadelmann-Verlag erscheint. Mit dieser Übernahme hat es auch ein kompletten „Neuanstrich“ erfahren. Es freut mich auch, dass es trotz der umfangreichen Änderungen gelungen ist, den günstigen Preis beizubehalten, denn es war und ist mir ein Anliegen, dieses kompakte, praxisnahe Fachwissen jedem Interessierten zugänglich zu machen.

Sabine Pohl, im Dezember 2015

Einleitung in ein spannendes Thema

„Eure Nahrung sei eure Medizin
und eure Medizin sei eure Nahrung."
Hippokrates

Der menschliche Körper setzt sich bekanntlich aus den von ihm aufgenommenen Nahrungsmitteln, sowie Wasser und Luft zusammen. So einleuchtend diese simple These auch erscheint, so beinhaltet sie doch eine weiterreichende Erkenntnis. Genaugenommen heißt das nämlich, dass die Qualität unserer physischen Beschaffenheit, d.h. unserer Gesundheit, hauptsächlich von der Qualität der Lebensmittel abhängt, die wir zu uns nehmen.

Die Wissenschaft hat bis heute 45 essentielle, d.h. lebensnotwendige Nahrungsinhaltsstoffe entdeckt. Experten gehen davon aus, dass über 60% der Bevölkerung in den westlichen Industrienationen an einem Mangel an einem oder mehreren dieser essentiellen Nahrungsinhaltsstoffe leidet. Daraus lässt sich schließen, dass ein Großteil der Menschen degenerativen Prozessen unterworfen sein muss, die von einer falschen Ernährung mit beeinflusst werden. Die häufigsten Todesursachen in unserer Wohlstandsgesellschaft beruhen heute auf degenerativen Krankheiten, wie z.B. Herz-Kreislauf-Erkrankungen, Krebs und Diabetes. Alle diese gefährlichen Krankheiten weisen eine Verbindung zum Fettstoffwechsel auf. Weitere degenerative Zustände unserer Zeit sind Arthritis, Prämenstruelles Syndrom, Osteoporose, Fälle von Unfruchtbarkeit, Depression, einige Erkrankungen der Haut und der inneren Organe, Abwehrschwäche und Entzündungsvorgänge. Auch diese Krankheiten hängen nicht nur mit der Ernährung insgesamt, sondern insbesondere auch mit dem Fettstoffwechsel zusammen.

Die erschreckende Zunahme von Herz-Kreislauf-Erkrankungen und Krebs in den letzten 100 Jahren ging einher mit dem Technologiefortschritt, der auch bei der Herstellung unserer Lebensmittel Einzug fand. Diese Entwicklung zeigt sich auch in der Art der Fette, die wir täglich zu uns nehmen, und in der Menge, die wir davon verzehren. Genau das soll in diesem Buch Thema sein. Zusätzlich gibt das Buch wertvolle Tipps, wie hochwertige Pflanzenöle in der Kosmetik eingesetzt werden können, um auch bei äußerlicher Anwendung dem Körper gut zu tun.

Fette sind besser als ihr Ruf

Tabuthema Fett

Fett ist „unappetitlich", „ungesund", „unsportlich", Fett macht „fett" und „unattraktiv". Kurzum: Fett ist out! Über wenige Themen der Ernährung sind sich Mediziner, Wissenschaftler und Verbraucher so einig. Die ganze „moderne" Gesellschaft scheint einer kollektiven Fettphobie zum Opfer gefallen zu sein. Seien Sie ehrlich: Hat nicht auch Sie schon einmal das schlechte Gewissen befallen, wenn Sie die Butter dick auf Ihr Brot gestrichen oder wenn Sie einen Extralöffel Sahne an die Soße gegeben haben?

Teures Food-Design

Der boomende Absatz von sogenannten Light- oder Halbfettprodukten, von Magermilch oder Magerjoghurt lässt sich nur mit dieser Fett-Hysterie erklären. Wie absurd dies ist, wird klar, wenn man die Zutatenliste dieser Produkte einmal näher betrachtet. Bei den beliebten Halbfettprodukten wurde der reduzierte Fettanteil einfach durch Wasser aufgefüllt. Um die Produkte dennoch schnitt- oder streichfähig zu machen, werden „Substanzgeber", d. h. Verdickungsmittel wie z. B. Gelatine oder Alginate zugesetzt. Um das Wasser mit dem Fett in Mischung zu halten, kommen diese Produkte nicht ohne den Zusatz von Emulgatoren und Stabilisatoren aus. Halbfettmargarinen müssen außerdem mit Konservierungsmitteln versetzt werden, weil sie aufgrund ihres hohen Wassergehalts sehr schimmelanfällig sind. Da diese „Diät"-Produkte meistens mehr kosten als die herkömmlichen Produkte, zahlt der Verbraucher viel Geld für viel Wasser und Food-Design.

Man geht heute davon aus, dass die von Ernährungswissenschaftlern lange geforderte Reduzierung des Fettgehalts in unserer Ernährung allgemein zu einer Erhöhung des Kohlenhydratverzehrs geführt hat. Dieser wiederum wird für die steigende Flut der Zivilisationskrankheiten verantwortlich gemacht. „Fat free" hat sich als gesundheitspolitische Sackgasse erwiesen. Der Stoffwechsel unseres Körpers lässt sich eben nicht so leicht betrügen wie unser Geldbeutel.

Fett ist Energie

Fett ist tatsächlich eine hervorragende Energiequelle: So liefert 1 Gramm Fett mehr als das doppelte an Energie im Vergleich zu der gleichen Menge Eiweiß oder Kohlenhydrate. Nun wird in unserer heutigen Wohlstandsgesellschaft Nahrung nicht mehr primär aufgenommen, um Energie zu uns zu nehmen; im Gegenteil, es wird versucht, die Kalorien zu reduzieren. Noch in den Nachkriegsjahren war die Hausfrau hier in Deutschland bemüht, ein möglichst fettes Stück Fleisch beim Metzger zu bekommen, weil sie dann mehr Nahrungsenergie für ihr Geld bekam. In nur wenigen Jahrzehnten haben sich die Werte völlig umgekehrt. Heute möchten wir magere Produkte mit möglichst wenig Fett kaufen, also genau betrachtet, möglichst wenig Nahrungsenergie für unser Geld bekommen. Eine paradoxe Einstellung zur Nahrungsaufnahme, die sich zudem nur wenige Menschen auf diesem Erdball leisten können.

Wieviel Fett ist richtig?

Die Beweisführung für die Verteufelung von Fett ist bei näherer Betrachtung recht dünn. Zwar gelten noch immer die Empfehlungen der Deutschen Gesellschaft für Ernährung (DGE), dass der Anteil an Fettkalorien in unserer Ernährung 30 % nicht überschreiten sollte. Im Durchschnitt nehmen wir aber ca. 40 % unserer Nahrungsenergie in Form von Fett zu uns.

Die 30 %-Regel entbehrt jeglicher stichhaltigen wissenschaftlichen Basis, sie ist irgendwann so festgelegt worden. Mittlerweile regt sich aber in Expertenkreisen deutlicher Widerspruch. In mehreren Studien wurde inzwischen die völlige Wirkungslosigkeit, ja sogar Schädlichkeit dieses Dogmas nachgewiesen. Neuere Untersuchungen zeigen keinen eindeutigen Zusammenhang zwischen der Höhe des Fettverzehrs und der Häufigkeit von z. B. Herz-Kreislauf-Erkrankungen und Brustkrebs bei Frauen. Vielmehr scheint die Art und Zusammensetzung des aufgenommenen Fettes von größerer Bedeutung zu sein.

Der Gesamt-Fettverbrauch ist gestiegen

Ein Rückblick auf den Fettverbrauch im vergangenen Jahrhundert zeigt: Während der Verbrauch von Butter und Schlachtfetten wie Schmalz und Talg relativ konstant blieb, stieg der Margarinekonsum stetig an und liegt inzwischen auf dem Niveau des Butterverbrauchs. In den letzten zehn Jahren war der Gesamt-Verzehr sogenannter sichtbarer Fette allerdings

Abb. 1: Verbrauch von Speisefetten in Deutschland

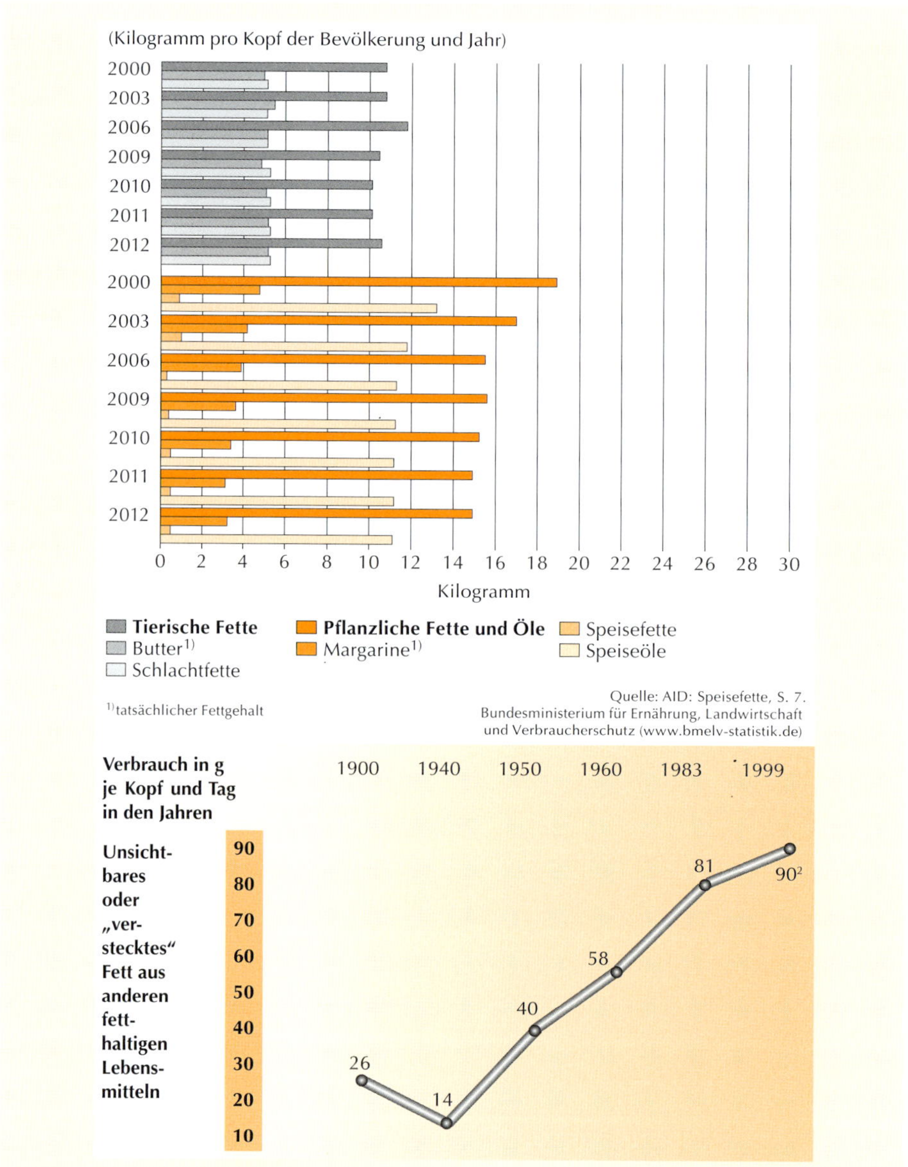

1) tatsächlicher Fettgehalt

Quelle: AID: Speisefette, S. 7.
Bundesministerium für Ernährung, Landwirtschaft und Verbraucherschutz (www.bmelv-statistik.de)

Obwohl die Verzehrdaten der VERA-Studie* inzwischen rund 20 Jahre alt sind, muss davon ausgegangen werden, dass sich die Situation bis heute nicht wesentlich verändert hat. Damals wurde festgestellt, dass die tägliche Aufnahme von Fett bei Männern in der BRD bei 117,2 g lag, wovon 70% auf den Anteil versteckter Fette entfiel.

* VERA-Schriftenreihe: Lebensmittel- und Nährstoffaufnahme in der BRD, Band XII, Wissenschaftlicher Fachverlag, Niederkleen 1994

² eigene Schätzung

wieder rückläufig (Abb. 1). Eine explosionsartige Zunahme hingegen erlebte die aufgenommene Menge an sogenannten unsichtbaren Fetten: Sie hat sich seit den Nachkriegsjahren ungefähr versechsfacht und macht inzwischen ca. die Hälfte des Gesamtfettkonsums aus! Die Deutschen zeigen also seit den Jahren des Wirtschaftswunders stark veränderte Essgewohnheiten.

Unsichtbare Fette

Fast immer, wenn es besonders lecker schmeckt, ist Fett mit im Spiel: Die unsichtbaren Fette finden sich in Käse, Wurst, Eiern und den meisten verarbeiteten Lebensmitteln wie Fertiggerichten, Gebäck und Süßigkeiten. Fett ist ein hervorragender Träger von Geschmacksstoffen, so dass fette Speisen wesentlich schmackhafter sind als andere. So besteht z. B. ein Croissant zu 26 % aus Fett. Ein weiterer Eckpfeiler der versteckten Fette ist der Fleischkonsum: Schweinekotelett enthält z. B. bis zu 30 % Fett, Salami fast 50 %.

Das wirft zwei Probleme auf: Erstens lassen sich die so verzehrten Fettmengen schlecht kontrollieren, da sie nicht direkt sichtbar sind. Hingegen hat man bei den sichtbaren Fetten ganz gut im Gefühl, ob man die Butter dick oder dünn aufs Brot streicht, oder viel oder wenig Öl an den Salat gibt. Zweitens sind die zugesetzten Fette in verarbeiteten Lebensmitteln zwar meistens aus technologischer Sicht hochwertig, nicht aber unter ernährungsphysiologischen Gesichtspunkten.

Fett im menschlichen Körper

Die vielen Talente des Fetts

Fett schützt uns

Welche Bedeutung hat das Fett in unserem Körper? Nach Wasser, das bis zu 70 % des Gesamtgewichts eines Erwachsenen ausmacht, steht Fett mit 15–20 % Anteil an der Körpersubstanz an zweiter Stelle, je nach genetischer Disposition, Geschlecht, Alter und Ernährung.
Welche Funktion hat nun dieser hohe Fettanteil? Das Fett in unserem Körper hat z. B. die wichtige Aufgabe, sozusagen als Kissen und Polster für Knochen und innere Organe zu dienen: Das Fett in unserer Ferse lässt uns sanft auftreten, das Fettkissen um die Niere schützt sie vor Stößen und das Fettgewebe der Unterhaut verleiht unserer Haut erst ihre Elastizität. Außerdem sorgt es für eine Isolierung unseres Körpers gegen äußere Kälte- und Wärmeeinflüsse. Da Fett eine geringe Wärmeleitfähigkeit hat, stellt es einen idealen Schutz zum Erhalt einer ausgeglichenen Körpertemperatur dar. Warmblütige Tiere wie Robben und Wale können dank ihrer dicken Fettschicht selbst in arktischen Gewässern leben, wohingegen Frühgeborene Menschenkinder der Gefahr einer Unterkühlung auch deswegen ausgesetzt sind, weil sie nur über sehr wenig Unterhautfettgewebe verfügen.

Die eiserne Reserve

Wie schon vorher erwähnt, ist Fett ein hervorragender Energielieferant. Außerdem ist Fett der schnell aktivierbare Energiespeicher in unserem Körper. Alle Lebewesen, ob Pflanzen, Tiere oder Menschen, sind genetisch darauf programmiert, sich in Zeiten des Nahrungsüberflusses eine „stille Reserve" für Notzeiten zurückzulegen. Da Fett der energiereichste Nährstoff ist, bestehen die Nahrungsspeicher vorwiegend aus Fett, sei es in Früchten und Samen der Pflanzen oder im Fettgewebe der Tiere.
Auch in der Evolution des Menschen war dieses Programm die Voraussetzung zum Überleben, denn eine regelmäßige und kontinuierliche Versorgung mit Nahrung war noch bis vor einigen Jahrzehnten bei uns nur wenigen Privilegierten vorbehalten. Unser Stoffwechsel hat das, was Jahrtausende Sinn gemacht hat, so schnell nicht verlernt. Und so leiden wir im heutigen Überfluss daran, dass der Körper bei Zufuhr von reich-

lich Energie immer noch Fettpolster für Notzeiten zurücklegt. Interessant ist in diesem Zusammenhang, dass sich auch hier wieder das Sprichwort: „Der Mensch ist, was er isst!" bewahrheitet. Vergleicht man das sogenannte „Depotfett" von Vegetariern und Nicht-Vegetariern, so stellt man fest, dass Letztere mehr gesättigte und einfach ungesättigte Fettsäuren, Vegetarier mehr mehrfach ungesättigte Fettsäuren in ihrem Körperfett eingelagert haben (Tab. 1).

Tab. 1: Essentielle Fettsäuren im menschlichen Depotfett

	in %	in %	in %
	Linolsäure	Linolensäure	Anteil am Gesamtfett*
Amerikaner			
- fettleibig	8,7	1,1	9,8
- normal	10,2	0,6	10,8
- Student	17,3	2,0	19,3
Japaner	16,5	1,0	17,5
Deutscher	7,9	1,5	9,4
Engländer			
- normal	11,0	2,1	13,1
- Veganer	25,4	2,4	27,4

* Anteil ungesättigter Fettsäuren am Gesamtfett in %

Quelle: Erasmus, U.: Fats that heal. Fats that kill. Canada 1995

Fett als Lieferant der fettlöslichen Vitamine

Neben dieser bei uns unbeliebten Rolle als Kalorienlieferant ist das Fett in unserer Nahrung aber auch der einzige natürliche Weg, an die wichtigen fettlöslichen Vitamine A und deren Vorstufe, die Carotine (Provitamin), sowie die Vitamine D und E zu kommen.

Die fettlöslichen Vitamine haben viele wichtige Funktionen:

- Vitamin A ist notwendig für geregeltes Wachstum, normales Sehen und die Fruchtbarkeit. Es sorgt für gesunde Haut und Schleimhäute. Carotine haben in der Pflanze die Aufgabe, die Zellen vor Oxidation und damit vor Verderb zu schützen. Auch den Menschen bewahren sie als sogenannte Antioxidantien vor Alterung und Erkrankungen, z. B. Krebs.

- Vitamin D sorgt für einen geregelten Calciumspiegel im Blut und ist für die Knochenbildung notwendig.

- Vitamin E ist ebenfalls ein Antioxidans und schützt lebenswichtige Stoffe wie ungesättigte Fettsäuren und Vitamin A und D vor der Zerstörung durch Sauerstoff. Vitamin E wirkt wahrscheinlich antikarzinogen, da es die Fähigkeit hat, freie Radikale abzufangen und Schäden an Körperzellen, die durch Radikale entstanden sind, zu reparieren.

„Functional food"

Die USA sind uns bekanntlich auch in Ernährungstrends immer ein Stück voraus. Eine besondere Unart ist es inzwischen, Lebensmittel wieder mit bestimmten Nährstoffen anzureichern, die sie bei der Verarbeitung verloren haben, was auch bei uns inzwischen unter dem Stichwort „functional food" geläufig wird. Am Beispiel der Milchprodukte wird deutlich, wie unsinnig dieser Umgang mit wertvollen Nahrungsmitteln ist: Auch in den USA gehört das tägliche Glas Milch immer noch zum Standard der Kinderernährung, und da auch hier am „ungesunden Fett" gespart wird, handelt es sich oft um Magermilch. Da aber mit dem Milchfett auch die darin enthaltenen fettlöslichen Vitamine A, D und E entfernt wurden, fallen die Milchprodukte leider als wichtige Quelle für diese Vitamine weg.

Um der Gefahr einer Rachitiserkrankung bei Kindern im Land des Überflusses vorzubeugen, wird deshalb die meiste Magermilch in den USA „Vitamin D fortified", d. h. mit Vitamin D angereichert, angeboten.

Das Problem an dieser widernatürlichen Weise, mit Lebensmitteln umzugehen, ist folgendes:

Da diese Vitamine nur fettlöslich und nicht wasserlöslich sind, ist ihre Resorption und ihre weitere Verstoffwechselung von der Anwesenheit

von Fett in der Nahrung abhängig. Bei fettfreier Ernährung beträgt die Resorptionsquote von Vitamin A beispielsweise nur 2–5 %, bei fetthaltiger jedoch 30–50 %. Daher auch die Empfehlung, Karottensaft nach Möglichkeit mit einem Schuss Öl zu genießen.
Besonders kritisch sind in diesem Zusammenhang Medikamente zum Abnehmen zu nennen, die die Fettverdauung behindern und somit dem Körper auch diese lebenswichtigen Fettbegleitstoffe vorenthalten.
Und last but not least ist Fett nun einmal die einzige mögliche Nahrungsquelle für essentielle, also lebensnotwendige Fettsäuren. Deren genaue Funktion sehen wir uns im Kapitel „Aufbau und Wirkung der Fette" an.

Essentielle Inhaltsstoffe der Nahrung

Als essentiell werden Stoffe bezeichnet, die lebensnotwendig sind, da unser Körper sie nicht selbst herstellen kann, und die ausschließlich über die Nahrung aufgenommen werden können. Ein Mangel führt zur Beeinträchtigung unserer Gesundheit und zur Degeneration.
Die ungefähr 45 heute bekannten essentiellen Inhaltsstoffe setzen sich zusammen aus 20 Mineralstoffen, 15 Vitaminen, 8 Aminosäuren als Bausteine der Proteine, und nur 2 Fettsäuren als Bausteine der Fette und Öle. Diese 2 essentiellen Fettsäuren – Linolsäure und Alpha-Linolensäure – sind zusammen mit anderen Fetten in jeder menschlichen Zelle zu finden und somit von großer Bedeutung für eine gesunde Funktion des Organismus.

Reizthema Cholesterin

Es gibt wohl keinen Nahrungsbestandteil, über den seit Jahrzehnten so kontrovers diskutiert wurde und wird, wie das Cholesterin. Die Angst vor dem Cholesterin ist in erster Linie ein großes Geschäft für die Pharma- und nicht zuletzt für die Lebensmittelindustrie.

Cholesterin und Arteriosklerose

Neben Bluthochdruck, Übergewicht, Rauchen, Diabetes und zu wenig Bewegung gilt ein hoher Cholesterinspiegel als einer der Hauptfaktoren bei der Entstehung von Arteriosklerose. Dies ist die Bezeichnung für krankhafte Veränderungen der Arterienwände durch Verhärtung und Ablagerung von verschiedenen Substanzen, unter anderem auch Cholesterin. Diese Ablagerungen in den Blutgefäßen, die außerdem aus Proteinen, Kohlenhydraten, Fett und Kalk bestehen, führen allmählich zu einer Verengung und somit zu einer schlechteren Sauerstoffversorgung im Gewebe. Bei einem vollständigen Gefäßverschluss kommt es zum Absterben von wichtigen Organen. So führt z. B. ein völliger Verschluss eines Herzkranzgefäßes zum Herzinfarkt und der einer Gehirnarterie zum Schlaganfall (Abb. 2).

Abb. 2: Entwicklung der Arteriosklerose

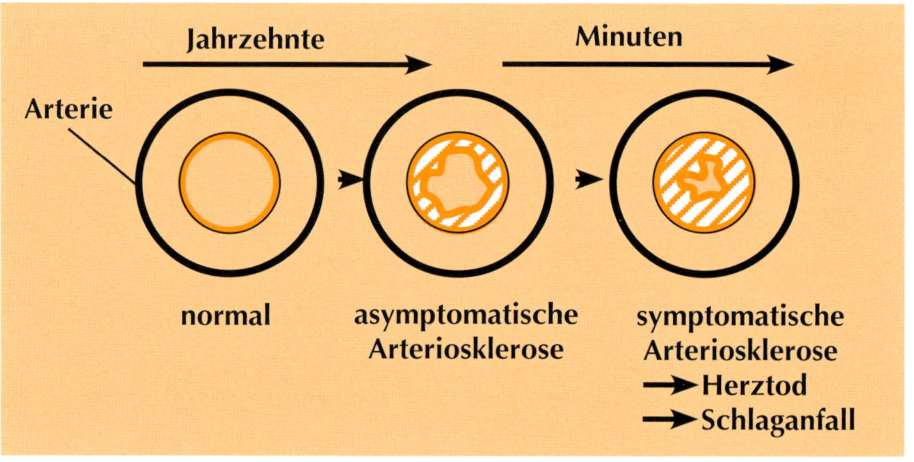

Cholesterin – was ist das eigentlich?

Cholesterin gehört zu den fettähnlichen Substanzen, zu denen auch die Lezithine und die Carotine gehören. Man findet es in allen tierischen und menschlichen Organen und Geweben und folglich auch in tierischen Lebensmitteln vor. Pflanzliche Lebensmittel, also auch Pflanzenöle und -fette, enthalten kein Cholesterin. Wir können Cholesterin selbst aufbauen und nehmen es zusätzlich über die Nahrung auf.
Cholesterin ist ein Grundbestandteil der Gehirnzellen und der Zellen des Nervensystems: Im Gehirn sind große Mengen an Cholesterin zu finden. Außerdem werden viele unserer Hormone, darunter auch die Sexualhormone Östrogen und Testosteron, sowie die Stresshormone, u. a. aus Cholesterin aufgebaut. Es spielt eine wichtige Rolle beim Aufbau der

Zellmembranen und dem Erhalt ihrer Funktionstüchtigkeit. Als Ausgangssubstanz für die Gallensäuren, die wir zur Fettverdauung benötigen, ist es für den gesamten Fettstoffwechsel notwendig. Auch für die körpereigene Produktion von Vitamin D wird es gebraucht.

Regulierung des Cholesterins im Organismus

Bei den meisten Menschen funktioniert der natürliche Regulationsmechanismus, weniger körpereigenes Cholesterin zu produzieren, wenn viel über die Nahrung zugeführt wird, und umgekehrt. Es gibt keine Obergrenze für Cholesterin im Blut, die für jeden Menschen gleichermaßen gilt. Heute weiß man, dass ein zu niedriger Cholesterinspiegel im Blut genauso gesundheitsgefährdend ist, wie ein zu hoher.
Cholesterin kann vom Körper nicht abgebaut werden. Der einzige Weg, um es wieder „loszuwerden", besteht im Ausscheiden durch den Darminhalt. Je mehr lösliche Ballaststoffe (z. B. Pektine in Obst und Gemüse oder β-Glukan in Haferkleie) unsere Nahrung enthält, umso mehr Gallensäuren werden von ihnen gebunden und folglich mehr Cholesterin ausgeschieden. Außerdem beschleunigen Ballaststoffe die Darmpassage und es verbleibt daher weniger Zeit für eine Rückresorption.
Phytosterine (oder -sterole) sind das pflanzliche Pendant zum Cholesterin in tierischen Lebensmitteln (oder Cholesterol). Sie sind ein natürlicher Bestandteil naturbelassener Pflanzenöle. Sehr hohe Gehalte weisen die aus Keimen gewonnenen Öle, insbesondere Weizenkeimöl, auf. Die cholesterinsenkende Wirkung der Phytosterine beruht auf der strukturellen Ähnlichkeit dieser beiden Stoffe. Durch die gleichzeitige Anwesenheit von Phytosterinen im Dünndarm kann es zu einer verminderten Resorption von Cholesterin aus dem Verdauungstrakt in den Blutkreislauf kommen. Deswegen werden die Phytosterine speziellen Diätmargarinen beigemischt, mit der Absicht, den Cholesterinspiegel im Blut zu senken. Die empfohlene tägliche Dosis von 1,6 g industriell gewonnener Phytosterine in 20 g Diät-Margarine kann man aber auch z. B. durch einen Kaffeelöffel unraffiniertes Weizenkeimöl zu sich nehmen.
Eine Senkung des Cholesterinspiegels kann also durch eine bewusste Ernährungsumstellung beeinflusst werden. Werden weniger tierische und mehr pflanzliche Lebensmittel verzehrt, steigt im Allgemeinen der Ballaststoffgehalt, wodurch mehr Cholesterin ausgeschieden wird. Durch eine überwiegend pflanzliche Kost, bestehend aus frischem Obst und Gemüse sowie Vollkornprodukten, sinkt auch der Anteil an durch die

Nahrung aufgenommenem Cholesterin und der Gesamtfettgehalt verändert sich qualitativ zugunsten von mehr ungesättigten Fettsäuren.
Nach der Theorie von HDL (= „gutes" Cholesterin) und LDL (= „böses" Cholesterin) (s. S. 19), kommt nun ein weiteres schädliches Cholesterin ins Gespräch: Oxycholesterin = Oxidiertes Cholesterin. Dieses entsteht bei der Lagerung und industriellen Verarbeitung cholesterinhaltiger tierischer Lebensmittel in Anwesenheit von Sauerstoff, also z.B. bei der Sprühtrocknung von Ei- oder Milchpulver. Letztendlich stößt man also immer wieder auf den Zusammenhang zwischen der Denaturierung unserer Nahrung und daraus resultierenden Gesundheitsproblemen.

Fettverdauung

Weder Pflanze, Tier noch der Mensch kann ohne Fett leben. Bevor unser Körper allerdings mit den durch die Nahrung zugeführten Fetten etwas anfangen kann, muss er sie erst einmal richtig verdauen. Wenn wir Probleme mit der Verdauung haben, leidet unsere Gesundheit darunter.

Gesättigte Fettsäuren zur Energiegewinnung

Gesättigte Fettsäuren, die wir mit der Nahrung zu uns nehmen, werden hauptsächlich zur Energiegewinnung benutzt. Bei einem Überangebot an kalorienreicher Nahrung, wie z.B. Kohlenhydrate und Alkohol, wandelt der Körper die überflüssigen Kalorien in gesättigte Fettsäuren um und lagert sie als Körperfett ab. In diesem Zusammenhang ist interessant, dass der Prozentsatz an Energie, die wir aus Fett gewinnen, mit ca. 40–45 % dem Anteil an Energie, der aus Kohlenhydraten stammt, entspricht. Bei den gesättigten Fettsäuren ist die Länge der Fettsäurekette ausschlaggebend für die Verdaulichkeit: Kurz- und mittelkettige gesättigte Fettsäuren, die z.B. in der Butter und im Kokosfett vorkommen, verdauen wir besser als langkettige gesättigte Fettsäuren, wie sie in Rind-, Hammel- und Schweinefleisch vorkommen. Langkettige gesättigte Fettsäuren behindern übrigens essentielle Fettsäuren bei wichtigen Stoffwechselaufgaben und beeinflussen somit auch unsere Vitalität.

Das Fett auf dem Weg durch unseren Körper

Fettemulgierung im Dünndarm

Im Magen wird die Nahrung gut durchmischt, aber die darin enthaltenen Fette werden nur geringfügig abgebaut. Sobald jedoch das Nahrungsfett mit dem Mageninhalt in den Dünndarm gelangt, schüttet die Gallenblase eine Flüssigkeit aus. Diese sogenannte „Galle" wurde vorher von der Leber hergestellt. Sie besteht aus Gallensäuren, Lezithin und Cholesterin.
Die Gallenflüssigkeit emulgiert das Fett durch die Aufspaltung in feine Tröpfchen. Dadurch wird die Oberfläche vergrößert, und die eigentlichen fettspaltenden Enzyme aus der Bauchspeicheldrüse (Pakreas-Lipasen) können besser angreifen. Diese Lipasen zerlegen die emulgierten Fette in ihre Einzelteile. Diese werden von der Darmwand absorbiert und wieder neu zusammengesetzt.

Weitertransport zu den Körperzellen

Von den Dünndarmzellen aus wird das Fett dann in Transportvehikel verpackt und an unsere Lymphbahnen weitergegeben, die diese in den Blutkreislauf schwemmen. So gelangen sie in alle Teile unseres Körpers, ohne jedoch jemals eine Körperzelle zu erreichen. Denn vorher geben sie ihr Fett an andere Transportformen (HDL: high-density lipoproteins: Lipoproteine hoher Dichte) weiter, die dann in die Leber transportiert werden. Sie bestehen aus Proteinen, Cholesterin, Fett, fettlöslichen Vitaminen und Lezithin.
Die Leber ist in der Lage, alle im Körper benötigten Fette selbst zu produzieren, bis auf jene, für die essentielle Fettsäuren benötigt werden. Von der Leber aus gelangen die Fette in Form anderer Partikel, den LDL (low-density lipoproteins: Lipoproteine geringer Dichte), zu den Zellen. Diese nehmen sich die Fettsäuren und so viel Cholesterin, wie sie für ihre Funktionen benötigen. Überschüssiges Fett und Cholesterin zirkuliert weiter im Blut, bis die Stoffe entweder von der Leber verstoffwechselt oder im Fettgewebe als Energiereserve deponiert werden.
Viele Regulationsmechanismen sorgen dafür, dass der Fettstoffwechsel richtig funktioniert. Er reagiert auf die schwankenden Bedürfnisse unseres Körpers an Fetten und Cholesterin und gleicht diese Bedürfnisse bei schwankender Nahrungszufuhr über Eigenproduktion aus. Die verschiedenen Arten von Fettsäuren (s. Kap. „Aufbau und Wirkung der Fette" S. 22) werden vom Körper unterschiedlich verdaut.

Ungesättigte Fettsäuren
Auch die einfach ungesättigten Fettsäuren, die vor allem in Pflanzenölen vorkommen, kann der Körper aus gesättigten Fettsäuren selbst herstellen. Im Übermaß genossen, können Sie die essentiellen Fettsäuren allerdings behindern.
Die mehrfach ungesättigten essentiellen Fettsäuren kann der Körper nicht selbst herstellen. Linol- und Linolensäure müssen wir daher über die Nahrung, vor allem aus Saaten, guten Pflanzenölen und Fisch, zu uns nehmen. Diese kostbaren essentiellen Fettsäuren aus der Nahrung verwendet der Körper nur dann zur Energiegewinnung, wenn er davon einen Überschuss hat.

Aufgaben von Fett im Körper

Bevor wir im Kapitel „Aufbau und Wirkung der Fette" auf die Funktionen der einzelnen Fettbestandteile näher eingehen, wollen wir an dieser Stelle im Überblick schildern, welche Aufgaben die Fette in unserem Körper übernehmen.

Verdauung der Nahrung
Die Verdauung bereitet das vor, was der Körper zum Aufbau von Enzymen, Hormonen, Haaren, Muskeln, Knochen, Zähnen, Augen, Blut und inneren Organen braucht. Die aufgenommene Nahrung wird durch die Verdauung in ihre Einzelteile zerlegt und später genau zu dem Eiweiß, Fett oder Kohlenhydrat zusammengebaut, das der Körper braucht. Denn selbst wenn wir so ein hochwertiges Protein wie z. B. ein Ei zu uns nehmen, heißt das noch nicht, dass dieses Eiweiß benutzt werden kann, um einen Muskel wie z. B. den Bizeps aufzubauen. Zuerst muss das Ei verdaut und in seine Einzelteile zerlegt werden: Aminosäuren, Fett, Cholesterin, Kohlenhydrate, Vitamine und Mineralien. Einige dieser Inhaltsstoffe werden dann zum Bizeps transportiert und mit anderen Nahrungsbestandteilen wieder neu zu Muskulatur aufgebaut.

Fett – ein Allroundtalent
In jeder Zelle unseres Körpers existiert eine kleine „biochemische Fabrik", die jeden Augenblick Tausende neuer Proteinmoleküle herstellt. Damit die Produktion „rund läuft", d. h., damit die richtigen Moleküle in

der richtigen Menge produziert werden, braucht der Körper Hormone. Sie regulieren sämtliche Stoffwechselprozesse. Hormone, wie z. B. Thyroxin und Steroide, regulieren das Wachstum, Prostaglandine wirken unter anderem auf unsere Immunabwehr und Östrogene sind als Sexualhormone wichtig. Alle diese Substanzen und viele andere werden hauptsächlich aus Fett hergestellt.

Für die Reizübertragung von Nervenzelle zu Nervenzelle sind Rezeptoren in den Zellmembranen verantwortlich. Sie übertragen elektrische Impulse, die sämtliche mechanische Aktivität, wie z. B. den Herzschlag, die Muskelkontraktion und den Speichelfluss, in unserem Körper steuern. Die Membranen der Nervenzellen bestehen hauptsächlich aus Fett. Fett bildet auch die Struktursubstanz der übrigen Zellmembranen in unserem Körper und wirkt dort im Prinzip wie ein intelligenter Filtermechanismus. Es bestimmt die Art und Menge an Substanzen, die in die Zelle eindringen dürfen. Fett in den Zellmembranen ist auch für den Transport von Sauerstoff aus dem Blut in die Zelle verantwortlich.

Unser Gehirn, unsere Augen, unsere Sexualorgane und andere lebenswichtige Organe bestehen aus hochreaktivem Fettgewebe. Überall im Körper spielt Fett eine unverzichtbare Rolle in den vielfältigen Prozessen des Stoffwechsels. Das widerspricht der Vorstellung, Fett sei generell der Grund für Übergewicht und Krankheiten. Tatsache ist, dass ein Zuviel, insbesondere ein Zuviel an falschem Fett, Ursache für viele Gesundheitsprobleme sein kann. Um die Vor- und Nachteile verschiedener Fette zu verstehen, ist es notwendig, uns ihre Eigenschaften genauer anzusehen.

Aufbau und Wirkung der Fette

Was genau ist ein Fett?

Bei den Fetten handelt es sich um eine Gruppe von chemisch sehr unterschiedlich aufgebauten Substanzen, die unter dem Oberbegriff Lipide zusammengefasst werden. Alle Lipide haben die charakteristische Eigenschaft, dass sie wasserunlöslich sind. Auch die Speiseöle gehören zu den Lipiden. Der einzige Unterschied zwischen Fetten und Ölen ist ihre Festigkeit: Fette, die bei Zimmertemperatur flüssig sind, werden Öle genannt. Chemisch gesehen sind beide nach dem gleichen Grundmuster aufgebaut. Dieses wird in den folgenden Abschnitten erklärt.

Triglyceride

Die meisten der von uns verzehrten Lipide bestehen zu 98–99% aus sogenannten Triglyceriden. Das sind Verbindungen aus einem immer gleichen Glycerinmolekül und drei Fettsäuremolekülen. Das Glycerin kann mit drei verschiedenen oder auch mit drei gleichen Fettsäuren verbunden sein, woraus sich die Vielzahl der in der Natur vorkommenden Fette erklärt (Abb. 3).

Fettsäuren

Diese verschiedenen Fettsäuren am Glycerinmolekül sind ausschlaggebend für die Eigenschaften eines Fettes: Sie bestimmen, wieviel Energie es enthält, wie fest oder flüssig es ist, wofür es in unserem Körper verwendet wird, und ob es unserer Gesundheit zuträglich ist oder nicht.
Bis heute sind etwa 200 verschiedene Fettsäuren bekannt, die in Ölen und Fetten vorkommen. Sie haben alle einen Namen, z.B. Stearinsäure (Abb. 4), Ölsäure oder Linolsäure. Die Fettsäuren werden durch ihre Kettenlänge und den Sättigungsgrad unterschieden. Je nach Kettenlänge sind sie in kurz-, mittel- und langkettige Fettsäuren unterteilt, wobei diese wiederum gesättigt, einfach oder mehrfach ungesättigt sein können.
Ein Fettsäuremolekül besteht aus einer Kette von Kohlenstoffatomen. Da die Anzahl dieser „C-Atome" von 4 bis 24 variieren kann, sind die Fettsäureketten unterschiedlich lang. Abgesehen von der Kettenlänge ist es sehr wichtig, ob eine Fettsäurekette gesättigt oder ungesättigt ist.

Abb. 3: Triglycerid

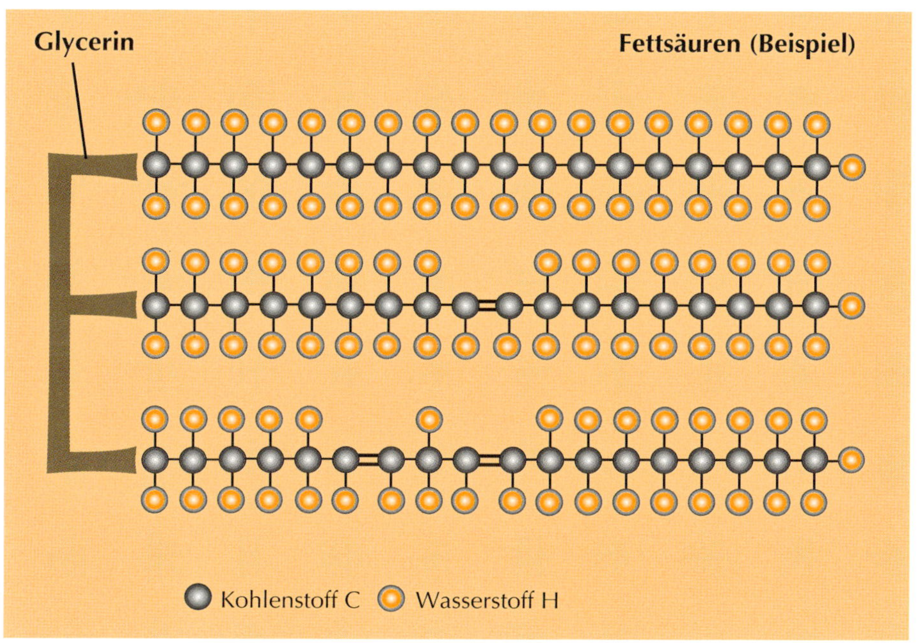

Abb. 4: Gesättigte Fettsäure: Stearinsäure

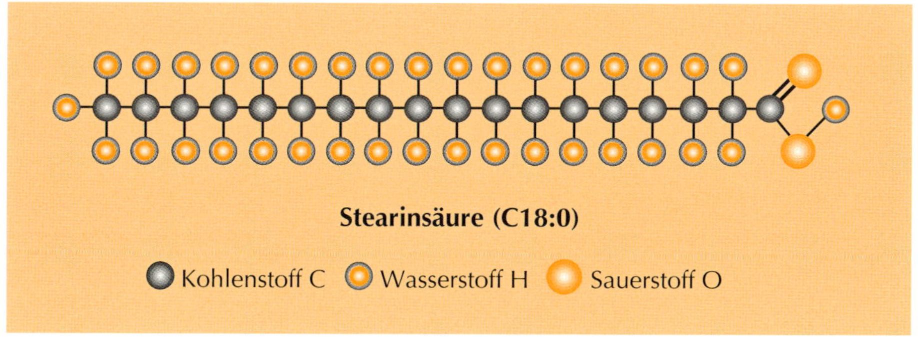

Besonders bei Speiseölen und Margarine wird vielfach mit dem Begriff „reich an ungesättigten Fettsäuren" und deren besonderem Gesundheitswert geworben, ohne dass der Verbraucher so recht weiß, worum es sich dabei eigentlich handelt.

Aufbau und Wirkung gesättigter Fettsäuren

Was heißt „gesättigt"?

Wenn man die Abbildung der Fettsäurekette betrachtet, sieht man, dass jedes Kohlenstoffatom (chemisches Symbol: C) jeweils oben und unten von einem Wasserstoffatom (chemisches Symbol: H) „belagert" ist. Das bedeutet, alle Bindungsmöglichkeiten sind besetzt, es können keine weiteren H-Atome angelagert werden, die Fettsäure ist also gesättigt. Gesättigte Fettsäuren haben bei Zimmertemperatur eine eher feste Konsistenz. Sie kommen hauptsächlich in tierischen Fetten, aber auch in tropischen, pflanzlichen Fetten wie Kokos- und Palmfett sowie Kakaobutter vor.
Die gesättigten Fettsäuren sind, wie ihr Name schon andeutet, schwerfällige, reaktionsträge Substanzen. Da alle C-Atome abgesättigt sind, können neue Bindungen mit anderen Substanzen nur schwer eingegangen werden. Was sich so langweilig anhört, hat aber auf einem ganz anderen Gebiet seine entscheidenden Vorteile, nämlich die sozusagen „technische Eignung", wenn es um die Verwendung von Fetten in unserer Küche geht: Fette, die hauptsächlich gesättigte Fettsäuren enthalten, sind relativ unempfindlich gegen Licht, Sauerstoff und Wärme. D. h. sie sind relativ lange haltbar, ohne zu verderben und relativ hoch erhitzbar, ohne dass sie dabei zerstört werden.

Kettenlänge und Verdauung

Grundsätzlich gilt: Je kürzer eine gesättigte Fettsäurekette ist, desto weicher ist die Konsistenz und umso leichter verdaulich ist sie. Deswegen ist die kurzkettige Buttersäure der Butter, die nur 4 Kohlenstoffatome hat, auch besser in Wasser löslich. Sie ist bei Körpertemperatur flüssig und daher leichter verdaulich als z. B. die langkettige Stearinsäure aus dem Rindertalg mit einem Schmelzpunkt von 70 °C.

Kurzkettige Fettsäuren als Energiequelle

Gesättigte Fettsäuren mit bis zu 6 C-Atomen werden „kurzkettig" genannt. In unserer Nahrung sind sie hauptsächlich im Milchfett vorhanden. Sie sind bei Zimmertemperatur flüssig und wasserlöslich.

Mittelkettige gesättigte Fettsäuren als Energiequelle, auch für das Gehirn

Mittelkettige Fettsäuren haben 6 bis 12 C-Atome und eine Reihe besonderer Eigenschaften. Sie werden auch als MCTs bezeichnet, aus dem Englischen „medium chain trigycerides".

Während die längerkettigen Fettsäuren im Dünndarm zunächst von den Pankreas-Lipasen aufgespalten werden müssen (s. S. *25*), können Fette, die aus mittelkettigen Fettsäuren bestehen, ohne den Einsatz dieser Enzyme oder der Gallensalze die Darmwand passieren und gelangen direkt ins Blut und somit zur Leber. Aufgrund dieser vergleichsweise unkomplizierten Verdauung eignen sich mittelkettige Fettsäuren zur besonderen Ernährung im Rahmen eines Diätplanes bei Erkrankungen, die direkt oder indirekt zu Störungen der normalen Fettverdauung und -aufnahme führen. Aber auch Hochleistungssportler nehmen MCTs gerne vor Wettkämpfen als zusätzliche Energiequelle zu sich.
Schon länger werden MCTs auch im Rahmen einer ketogenen Diät bei Epilepsiepatienten und neuerdings auch bei Alzheimererkrankten oder in der Krebstherapie eingesetzt. Dabei macht man sich den Umstand zunutze, dass die Leber einen Teil der zugeführten MCTs direkt in Ketone umwandelt, die vom Körper, also auch vom Gehirn, als alternative Energiequelle zu Glukose genutzt werden können. Die Forschung zu diesen therapeutischen Einsatzbereichen steckt noch ganz am Anfang, aber erste Ergebnisse machen Hoffnung.
Mittelkettige Fettsäuren kommen sowohl in pflanzlichen als auch in tierischen Fetten vor, allerdings in eher geringen Mengen. Besonders Ziegenmilch und daraus hergestellte Produkte sind MCT-reich. Aber auch Butter aus Kuhmilch enthält ca. 10 % kurz- und mittelkettige Fettsäuren. Von den pflanzlichen Fetten bietet sich Kokosfett als natürlicher Lieferant für mittelkettige gesättigte Fettsäuren an.

Kokosöl

Kokosöl hat einem Anteil von bis zu 60 % MCTs, die hauptsächlich aus der Laurinsäure bestehen. Es ist mittlerweile in unraffinierter Bio-Qualität, auch VCO (= virgin coconut oil) genannt, verfügbar und aufgrund seines köstlichen Duftes, seiner langen Haltbarkeit und Hitzeunempfindlichkeit eine echte Bereicherung in unserer Küche. Es spricht Einiges dafür, dieses naturbelassene Pflanzenfett täglich zu sich zu nehmen. Wer es zur Behandlung von Alzheimerdemenz oder Krebs einsetzen möchte sollte sich vorher in der inzwischen umfangreichen Literatur über dieses Thema und die Vorteile einer ketogenen Kost informieren. Einen Versuch ist es allemal wert!

Da Kokosöl kaum essentielle Fettsäuren liefert, sollte man es allerdings nicht ausschließlich verwenden, sondern immer auf die Zufuhr von ausreichend essentiellen mehrfach ungesättigten Fettsäuren, insbesondere der Omega-3 Fettsäuren, in der Ernährung achten. Auch kann ein Übermaß an gesättigten Fettsäuren den Triglyceridgehalt im Blut sowie den Cholesterinspiegel ungünstig beeinflussen.

Palmfett

Die Früchte der Ölpalme sind der Rohstoff für zwei verschiedene Öle: Das Palmöl, wird aus dem faserigen Fruchtfleisch der Früchte gewonnen, das Palmkernöl aus den Kernen dieser Früchte. Das Palmöl ist im Urzustand leuchtend orangerot, das Palmkernfett leicht gelblich. Allerdings werden beide, außer in den Erzeugerländern, fast ausschließlich im raffinierten Zustand angeboten. Palmkernöl hat eine ähnliche Fettsäurezusammensetzung wie Kokosöl, ist aber längst nicht so köstlich! Palmöl enthält hauptsächlich langkettige gesättigte und einfach ungesättigte Fettsäuren.

In der Zutatenliste von Lebensmitteln wird nur selten zwischen den beiden differenziert. Häufig steht auf dem Etikett nur die Angabe: Pflanzenfett, pflanzliches Öl/Fett, sowie Palmöl oder Palmfett ungehärtet. Immer handelt es sich dabei aber um raffiniertes Fett, das außerdem noch fraktioniert wurde (s. S. 48).

Die Ölpalme ist, auch wegen der Biosprit-Nachfrage, mittlerweile nach Sojabohnen die weltweit am meisten angebaute Ölpflanze. Die umweltschädlichen Anbaupraktiken der Großkonzerne werden von Umweltorganisationen immer wieder angeprangert.

Langkettige gesättigte Fettsäuren als Risikofaktor für die Gesundheit

Langkettige gesättigte Fettsäuren mit bis zu 24 C-Atomen haben einen hohen Schmelzpunkt und sind bei Körpertemperatur fest. Sie kommen

u.a. in Milchfett, Fischtran, aber auch in Pflanzensamen, z.B. der Erdnuss vor. Der Körper benutzt diese Fettsäuren, um die Stabilität der Zellmembranen aufzubauen. Zellmembranen sind die „Häute", die jede Körperzelle und intrazelluläre Organellen schützen. Ihr Zustand spielt eine lebenswichtige Rolle für unsere Gesundheit.
Die langkettigen gesättigten Fettsäuren sind wasserunlöslich und haben die Tendenz, sich zu Kristallen zusammenzuballen. Dies macht sie zum Gegenspieler für die flüssigen ungesättigten Fettsäuren, wenn es darum geht, die Struktur dieser Zellmembranen aufzubauen.
Leider machen sie aber auch die Blutplättchen sozusagen „klebrig", sodass diese dazu tendieren, zusammenzuklumpen und die Arterien zu verstopfen, was eine große Rolle bei Herz-Kreislauf-Erkrankungen spielen kann. Je höher der Schmelzpunkt einer Fettsäure ist, umso unlöslicher und „klebriger" verhält sie sich im Blut. Bereits vor 50 Jahren wurde entdeckt, dass frisch operierte Krebsgeschwulste große Ansammlungen langkettiger, gesättigter Fettsäuren enthielten.

Gesättigte Fettsäuren als Fettdepot

Unser Körper kann gesättigte Fettsäuren selbst herstellen, wir müssen sie also nicht unbedingt mit der Nahrung zu uns nehmen. So wandelt der Körper z.B. isolierte Kohlenhydrate, wie sie in Zucker oder Stärke aus weißem Reis, weißem Mehl oder weißen Nudeln vorkommen, sehr schnell in Depotfett um und speichert sie so als Reserve für „magere Zeiten".
Wie funktioniert dieser Mechanismus? Ein hoher Blutzuckerspiegel, der nicht durch Aktivität verbraucht wird, bewirkt eine Ausschüttung von Insulin. Dieser Stoff aus der Bauchspeicheldrüse schafft die Glukose aus dem Blut in die Zellen. Dort wird Glukose zu Fett umgebaut und deponiert oder ins Fettgewebe eingelagert.
Im Gegensatz zu Weißmehl oder weißen Nudeln besitzen Vollkornprodukte komplexere Kohlenhydrate und werden deswegen langsamer in Blutzucker umgewandelt. Dabei hat der Körper die Möglichkeit, die Energie in dem Tempo zu verbrauchen, wie sie erforderlich ist, und muss sie nicht in Form von Fett beiseiteschaffen. Auch in diesem Zusammenhang ergibt sich also ein Plus für die Vollwerternährung!

Aufbau und Wirkung ungesättigter Fettsäuren

Was heißt „ungesättigt"

Wenn eine Fettsäure weniger als die maximale Anzahl von je 2 H-Atomen pro Kohlenstoffatom gebunden hat, treten Lücken in der Kette auf. Diese Fettsäuren nennt man „ungesättigt". An den Stellen, wo 2 H-Atome fehlen, haben sich die beiden benachbarten C-Atome mit einer sogenannten „Doppelbindung" verknüpft. Solche Doppelbindungen können überall und an mehreren Stellen in der Fettsäurekette auftreten. Bei nur einer „Lücke" nennt man die Fettsäure einfach- oder mono-ungesättigt (Abb. 5); bei mehreren Doppelbindungen werden sie als mehrfach- oder poly-ungesättigt bezeichnet.

Abb. 5: Einfach ungesättigte Fettsäure: Ölsäure

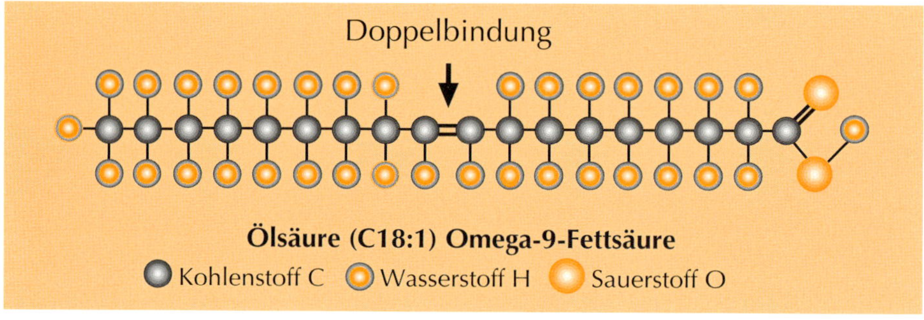

Der feine Unterschied

Vorher haben wir gesehen, dass gesättigte Fettsäuren träge Substanzen sind, die im Stoffwechsel hauptsächlich der Energiegewinnung dienen; hier zeigt sich nun, dass der anscheinend kleine Unterschied der fehlenden H-Atome eine große Wirkung hat. Ungesättigte Fettsäuren sind dank ihrer Doppelbindungen chemisch instabil und sehr reaktionsfreudig. Je mehr ungesättigte Stellen sie aufweisen, umso mehr trifft diese Charakteristik zu. Außerdem sind sie bei Zimmer- und Körpertemperatur flüssig und bilden somit die hauptsächlichen Bausteine der Öle.

Einfach ungesättigte Fettsäuren (MUFAs)

Von allen einfach ungesättigten Fettsäuren (monounsaturated fatty acids, MUFAs) ist die Ölsäure für die Ernährung am interessantesten. Sie kommt

in den meisten pflanzlichen Ölen vor. Besonders berühmt ist die Ölsäure als sogenannte „Leitfettsäure" (ca. 75 %) des Olivenöls. Aber auch Raps- (ca. 55 %) oder Erdnussöl (ca. 53 %), sowie Nüsse wie Mandeln oder Cashews, enthalten hohe Anteile an dieser MUFA.
Im Stoffwechsel werden die MUFAs hauptsächlich zur Energiegewinnung herangezogen. Außerdem kann der Körper sie bei Bedarf auch aus gesättigten Fettsäuren selbst herstellen. MUFAs sind im Vergleich zu mehrfach ungesättigten Fettsäuren sehr viel stabiler, was die Empfindlichkeit gegen Licht, Sauerstoff und Wärme angeht. Deswegen sind Öle wie Olivenöl, die einen hohen Anteil dieser Fettsäure aufweisen, länger haltbar und zum Kochen und Braten besser geeignet, als solche, die viele mehrfach ungesättigte Fettsäuren enthalten. Allerdings schaden zu hohe Temperaturen allen ungesättigten Fettsäuren (s. S. 36, 63).

Mehrfach ungesättigte Fettsäuren (PUFAs)

Die interessantesten Fettsäuren in unserer Ernährung sind tatsächlich die mehrfach ungesättigen Fettsäuren (polyunsaturated fatty acids, PUFAs), wie die Werbung zu Recht vermittelt. Zu ihnen gehören nämlich auch die einzigen beiden essentiellen Fettsäuren, die so wesentlich für unsere Gesundheit sind.

Linolsäure (Omega-6-Fettsäure)

Diese zweifach ungesättigte Fettsäure ist fast immer gemeint, wenn in Bezug auf ein Öl oder eine Margarine mit dem Gehalt an mehrfach ungesättigten Fettsäuren geworben wird. Sie ist in fast allen pflanzlichen Ölen, besonders reichlich in Distel-, Sonnenblumen-, Hanf-, Sesam- und Maiskeimöl sowie in Nüssen vorhanden (Abb. 6).

Omega-Fettsäuren

Die Tatsache, dass Doppelbindungen an jeder Stelle einer Fettsäure auftreten können, wurde für die Benennung der Fettsäuren zugrunde gelegt. Entscheidend für die Bezeichnung ist die Position der ersten Doppelbindung vom Omega-(Methyl-)Ende der Fettsäure, kurz mit dem griechischen Buchstaben „ω" abgekürzt, aus gesehen. Beginnt z. B. die erste ungesättigte Stelle 3 Kohlenstoff-(C-)Atome nach dem ω-Ende, handelt es sich um eine Omega-3-Fettsäure. Befindet sie sich erst nach dem 6. C-Atom, gehört die Fettsäure zur Omega-6-Familie, usw.

Linolensäure (Omega-3-Fettsäure)

Linolensäure ist dreifach ungesättigt, was auch als hochungesättigt bezeichnet wird (Abb. 6). Diese lebenswichtige Fettsäure kommt relativ selten vor, und wenn, dann meistens nur in sehr geringen Mengen. Am höchsten ist der Gehalt in Speiseölen wie Leinöl, Hanföl und Sojaöl. Außerdem kommt Linolensäure im Fett von Kaltwasserfischen vor.
Eine Vielzahl von Untersuchungen deuten darauf hin, dass sich besonders die Alpha-Linolensäure (oder α-Linolensäure) positiv auf die Hautgesundheit auswirkt, Heilungsprozesse beschleunigt, die Vitalität steigert, den Blutdruck reguliert und sogar das Wachstum von Tumoren verhindern kann. In den USA wurde z. B. ein Zusammenhang zwischen einem niedrigen Gehalt an Alpha-Linolensäure im Fettgewebe von Brustkrebspatientinnen und dem Ausbreiten von Metastasen festgestellt. Niedrige Gehalte an Linolensäure im Körperfett können also als ein Hin-

Abb. 6: Mehrfach ungesättigte Fettsäuren: Linol- und Linolensäure

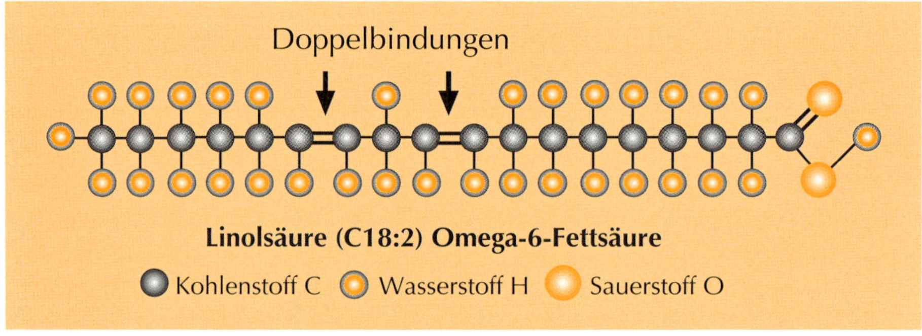

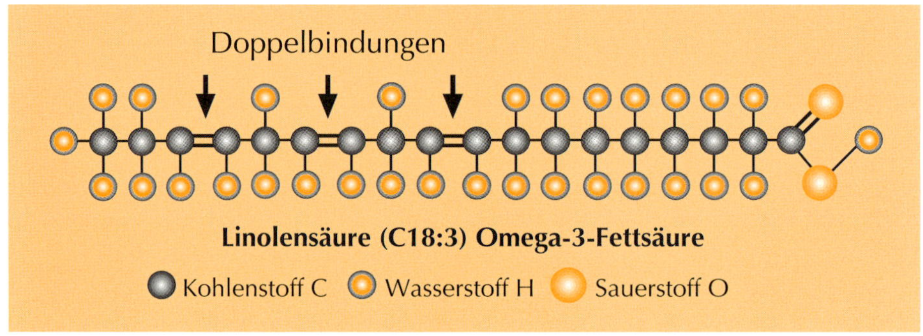

weis auf ein vermehrtes Risiko für die Ausbreitung von Krebsgeschwüren sein.

Linol- und Linolensäure sind die einzigen Fettsäuren, die der Körper nicht selbst herstellen kann.

Hochgradig ungesättigte Fettsäuren

Linol- und Linolensäure sind die Ausgangssubstanzen, aus denen unser Körper weitere wichtige längerkettige und hochgradig ungesättigte Fettsäuren bildet.

Umwandlung aus Omega-6-Fettsäuren: In der Omega-6-Gruppe wird z. B. aus der 2-fach ungesättigten Linolsäure die 3-fach ungesättigte Gamma-Linolensäure (oder γ-Linolensäure, abgekürzt: GLA) gebildet. Allerdings kann diese Umwandlung im Körper aufgrund konstitutioneller oder umweltbedingter Faktoren wie z. B. Alter, Stress, Ernährung eingeschränkt sein. GLA ist wiederum eine wichtige Ausgangssubstanz bei der Bildung von Prostaglandinen, die regulierende Wirkungen auf Blutdruck, Nervengewebe, Cholesterinspiegel, Allergien, Entzündungen, Blutzuckerspiegel und viele andere Stoffwechselprozesse haben. Es gibt Hinweise darauf, dass bei vielen Patienten, die unter Neurodermitis und anderen chronischen Hauterkrankungen leiden, die körpereigene Bildung von GLA gestört ist.

Innerlich und äußerlich angewendet hat GLA einen günstigen Einfluss auf trockene, spröde und gereizte Haut. GLA ist in größeren Anteilen in Borretsch- (ca. 20 %) und Nachtkerzenöl (ca. 10 %) enthalten, weswegen diese kostbaren Öle sich zur Nahrungsergänzung und Verwendung in Kosmetika anbieten. Auch bei hormonell bedingten, körperlichen und seelischen Beschwerden von Frauen nach der Geburt, vor der Periode oder in den Wechseljahren, wird durch die Einnahme von GLA oft eine deutliche Verbesserung erreicht.

Umwandlung aus Omega-3-Fettsäuren: In der Omega-3-Gruppe werden im Körper aus der 3-fach ungesättigten Linolensäure (eigentlich korrekt: Alpha-Linolensäure, nicht zu verwechseln mit der Gamma-Linolensäure) z. B. die 5-fach ungesättigte Eicosapentaensäure (EPA) und die 6-fach ungesättigte Docosahexaensäure (DHA), gebildet (Abb. 7). (Das „A" im Kürzel steht immer für das englische Wort „acid" = Säure. In der deutschen Literatur liest man deswegen oft auch die Abkürzungen: GLS, EPS oder DHS).

EPA und DHA kommen in Pflanzenölen aus Nüssen und Samen nor-

Abb. 7: Eicosapentaensäure (EPA) und Docosahexaensäure (DHA)

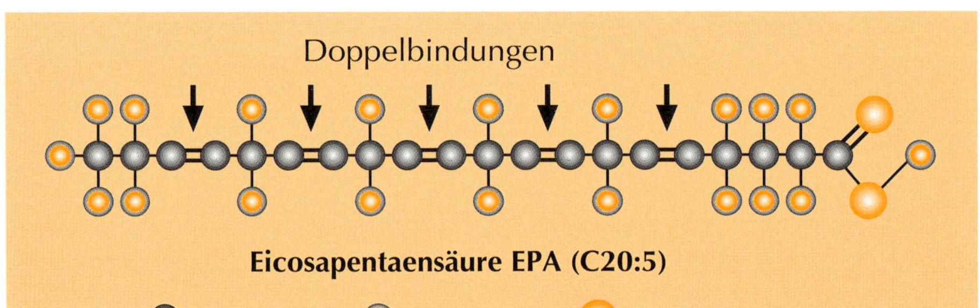

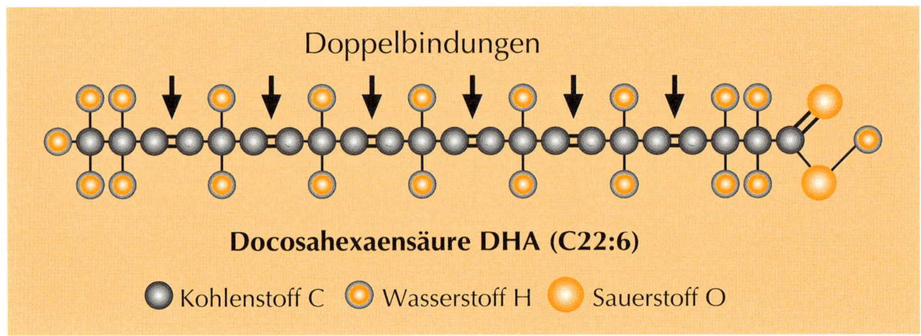

malerweise nicht vor. Man findet sie in tierischen Lebensmitteln, wie Fleisch, Innereien und Butter, in Geflügel und Eiern, sowie in Kaltwasserfischen. Ursprünglich werden sie vom Plankton der Meere gebildet und gelangen so durch die Nahrungskette in das Fett von bestimmten Fischen. Auch verschiedene Meeresalgen enthalten DHA und das aus ihnen gewonnene Öl kann wie Fischöl als Nahrungsergänzung eingesetzt werden. DHA ist im Gehirn und in der Retina des Auges eine in großen Mengen vorkommende Fettsäure, weshalb man annimmt, dass sie für die Funktion dieser Organe eine wichtige Rolle spielt. Besonders bei Schwangeren und Stillenden, sowie für Kleinkinder sollte deswegen auf eine ausreichende Versorgung geachtet werden.

Omega-3- und Omega-6-Fettsäuren können sich in ihren wichtigen Funktionen nicht ersetzen. Im Gegenteil, sie konkurrieren sogar gemeinsam mit den Omega-9- und den gesättigten Fettsäuren um ein gemeinsames Enzymsystem, das weitere Umwandlungsschritte ermöglicht (Abb. 8).

Abb. 8: Umwandlungsschritte der Omega-Fettsäuren im Körper

Omega-3-Fettsäuren grüne Blattgemüse, Leinöl, Leinsamen, Rapsöl, Sojaöl	**Omega-6-Fettsäuren** Sonnenblumenöl, Distelöl, Maiskeimöl, Sojaöl	**Omega-9-Fettsäuren** Olivenöl, Rapsöl
Alpha-Linolsäure C 18:3	**Linolsäure** C 18:2	**Ölsäure** C 18:1
	Delta-6-Desaturase	
↓	↓	↓
	Gamma-Linolsäure C 18:2	
	Elongase	
↓	↓	↓
	Dihomo-Gamma-Linolensäure C 20:3	
	Delta-5-Desaturase	
↓	↓	↓
Eicosapentaensäure EPA C 20:5	Arachidonsäure C 20:4	Eicosatriensäure C 20:3
	Elongase, Delta-4-Desaturase	
↓		
Docosahexeansäure DHA C 22:6		

Die essentielle Alpha-Linolensäure (ALA) wird im Stoffwechsel zu ihren längerkettigen, biologisch wirksamen Metaboliten, Eicosapentaensäure (EPA) und Docosahexaensäure (DHA) verlängert. Trotz der begrenzten Umwandlungsraten spricht doch vieles für einen Verzehr von pflanzlichem Leinöl statt den Omega-3-Bedarf aus Meerestieren zu decken. Neuere Untersuchungen der Universität Jena zeigen nämlich, dass durch die Aufnahme des ALA-reichen Leinöls sich auch der Gehalt der längerkettigen Omega-3-Fettsäuren im Blut erhöht. Außerdem verbesserten sich die Blutdruck- und die Blutfettwerte.

Es gibt derzeit noch keine eindeutigen Erkenntnisse über exakte Umwandlungsraten. Man vermutet allerdings, dass Omega-3-Fettsäuren ca. 3- bis 4-mal so schnell umgewandelt werden, wie Omega-6-Fettsäuren. Deswegen brauchen wir ca. 3-mal mehr Linolsäure als Linolensäure in unserer Nahrung, um unseren Körper ausgewogen zu versorgen. In der Regel ist aber in der Ernährung der Anteil an gesättigten sowie Omega-9- und Omega-6-Fettsäuren im Vergleich zu Omega-3-Fettsäuren so hoch, dass die Synthese zu langkettigen Omega-3-Fettsäuren eher behindert ist.
Während die Umwandlungsrate von Linolensäure zu EPA auf 10–15 % geschätzt wird, ist die Umwandlung zu DHA noch stärker eingeschränkt und liegt bei nur ca. 4 %. Eine direkte Zufuhr von GLA, EPA und DHA in der Nahrung umgeht enzymabhängige Umwandlungsschritte und gleicht einen eventuellen Mangel aus. Aus ca. einem Esslöffel Leinöl (10 g) mit 55 % Linolensäure kann der Körper theoretisch die gleiche Menge EPA herstellen, wie er durch 100 g frischen Lachs (ca. 0,75 g EPA) bekommen würde. Wissenschaftler glauben, dass bereits 0,3 g EPA/DHA pro Tag präventiv die Fließeigenschaften des Blutes und die Blutfettwerte verbessern und somit Herz-Kreislauf-Erkrankungen vorbeugen können.

Wirkung essentieller Fettsäuren

Wenn wir die Wirkung ungesättigter Fettsäuren in unserem Körper betrachten, soll hier das Hauptaugenmerk auf die Bedeutung der beiden Fettsäuren Linol- und Linolensäure für unseren Organismus fallen. Diesen beiden essentiellen Fettsäuren wird eine Vielzahl von wichtigen Funktionen zugeschrieben. Viele dieser Funktionen sind noch nicht vollständig erforscht; bis heute hat die Wissenschaft aber eine Reihe von Erkenntnissen gewonnen. So sind Linol- und Linolensäure lebensnotwendig für ein intaktes Immunsystem, für einen geregelten Blutkreislauf, für den Zellschutz gegen schädigende Stoffe und Vieles mehr.

Linol- und Linolensäure: Eckpfeiler der Gesundheit

Essentielle Fettsäuren sind

- an den Energiegewinnungsprozessen in unserem Körper beteiligt.
- Bestandteil jeder Zellmembran. Ohne eine intakte Zellmembran verlieren Zellen ihre Fähigkeit, den Transport von Substanzen in und aus der Zelle zu kontrollieren, und somit ihren Schutz gegen schädigende Substanzen.
- die Vorstufe von Prostaglandinen. Prostaglandine sind Gewebshormone, die viele Stoffwechselvorgänge kontrollieren und z. B. Einfluss haben auf die Blutzirkulation, die Wasserausscheidung, das Immunsystem und auf Entzündungsprozesse.
- beteiligt am Transport des Luftsauerstoffs von unseren Lungen über die roten Blutkörperchen bis durch die Zellmembranen zu dem Ort, wo Nahrungsenergie zu Lebensenergie verbrannt (oxidiert) wird.
- notwendig für einen gesunden Blutkreislauf: Sie helfen, den Blutfett- und Cholesterinspiegel zu senken, halten das Blut flüssig und verhindern das Verstopfen der Arterien. Außerdem benötigt sie der Herzmuskel, um richtig funktionieren zu können.
- lindernd bei Prämenstruellem Syndom (PMS) und verhindern viele negative Begleiterscheinungen in den Wechseljahren. Sie dämpfen auch die „Sucht" auf Süßigkeiten oder Junk-Food.
- lebenswichtig für die Gehirnentwicklung von Kindern; besonders ein Mangel an Linolensäure kann beim Fötus und Baby zu bleibenden Lernstörungen führen.

Zusammengefasst: Essentielle Fettsäuren sind für die Gesundheit und das Wohlbefinden unseres Körpers unentbehrlich. Allerdings können sie ihre wichtigen Funktionen nicht alleine erfüllen, sondern sind auf die Anwesenheit von ausreichend Vitaminen, Mineralstoffen und Spurenelementen angewiesen. Deshalb ist also eine ausgewogene Vollwerternährung, eher als ein isoliertes Fettsäurepräparat in Kapselform, die beste Garantie, dass der Körper die Stoffe zugeführt bekommt, die er zum „optimalen Funktionieren" braucht.

Essentielle Fettsäuren und Sauerstoff

Linol- und Linolensäure haben die Eigenschaft, Sauerstoff wie ein Magnet anzuziehen. Dieses Phänomen macht man sich z.B. bei der Herstellung von Naturfarben und Holzpflegemitteln zunutze. Dabei wird besonders Leinöl mit seinem hohen Gehalt an dreifach ungesättigten Fettsäuren geschätzt, denn es lässt sich leicht, dünn und gleichmäßig z.B. auf Holzoberflächen verteilen und es trocknet schnell an der Luft ab (verharzt).

Im Körper führt eben diese Affinität der essentiellen Fettsäuren zu Sauerstoff dazu, dass sie wichtige Funktionen erfüllen können; z.B. sind sie am Sauerstofftransport im Blut und an der Sauerstoffversorgung der Zellen beteiligt. Andererseits bewirken diese leicht stattfindenden Oxidationsvorgänge außerhalb des Körpers, dass die Haltbarkeitsdauer von Ölen mit einem hohen Anteil an mehrfach ungesättigten Fettsäuren verhältnismäßig kurz ist.

Unter Einwirkung von Hitze und/ oder Licht, was ja beides einer Energiezufuhr gleichkommt, wird die Eigenschaft der essentiellen Fettsäuren mit Sauerstoff zu reagieren, um ein 1000-faches beschleunigt. Das macht sie sehr leicht verderblich, weil dabei Kettenreaktionen ablaufen, die das Öl ranzig werden lassen. Deswegen ist bei der Aufbewahrung im Haushalt der Licht- und Wärmeschutz für die Haltbarkeit dieser hochwertigen Öle so wichtig. Gesättigte sowie einfach ungesättigte Fettsäuren sind sehr viel weniger empfindlich in ihrer Handhabung und Lagerung.

Die Übersicht (Tab. 2) macht deutlich, warum diverse Öle/Fette unterschiedliche Verwendungsbereiche haben. Während Kokos- und Palmfett sehr stabile Fette sind, die lange haltbar sind und auch hohe

Tab. 2: Oxidationsgeschwindigkeit von Fettsäuren. Die Zahlen beschreiben den Faktor, um den die jeweilige Fettsäure schneller oxidiert.

Gesättigte Fettsäuren (z.B. Stearinsäure in Kokos- und Palmfett)	Einfach ungesättigte Fettsäure (z.B. Ölsäure im Olivenöl)	Zweifach ungesättigte Fettsäure (z.B. Linolsäure im Distelöl)	Dreifach ungesättigte Fettsäure (z.B. Linolsäure im Leinöl)
1	**100**	**1200**	**2500**

(Quelle: H.-D. Belitz, W. Grosch, P. Schieberle: Lehrbuch der Lebensmittelchemie, Springer, Berlin, Heidelberg 2008)

Temperaturen unverändert überstehen, ist Olivenöl schon 100-mal empfindlicher. Noch extremer reagieren Distel- oder Leinöl, die zu den empfindlichen bis hochempfindlichen Ölen zählen. Für sie sind Licht, Hitze und Sauerstoff „Gift". Leider stimmt also der Grundsatz, je wertvoller ein Öl für unsere Gesundheit ist, desto leichter verdirbt es.

Cis oder Trans?

Während die ungesättigten Fettsäuren in der Natur in der sogenannten „Cis-Form" vorkommen, werden sie unter Hitzeeinwirkung (ab ca. 150 °C) in die unnatürliche Transform umgewandelt (Abb. 9). Diese Temperaturen entstehen beim Braten, Frittieren und Härten (z. B. Margarineproduktion), oder der industriellen Herstellung von Speiseölen, bei der hohe Temperaturen angewendet werden. Eine eigentlich kleine Veränderung der Molekularstruktur hat drastische Auswirkungen auf ihre Eigenschaften und den Gesundheitswert.

Wissenschaftliche Untersuchungen haben ergeben, dass Trans-Fettsäuren sowohl den Cholesterin-, als auch den Blutfettspiegel steigern und somit zu Arteriosklerose und Herzinfarkt beitragen. Außerdem stehen sie im Verdacht, Krebs zu erregen. Gerade Produkte, die dem Verbraucher einen hohen diätetischen Wert suggerieren, sind somit in Wahrheit der Gesundheit abträglich. In naturbelassenen pflanzlichen Ölen kommen praktisch keine Trans-Fettsäuren vor.

Abb. 9: Cis- und Trans-Fettsäure

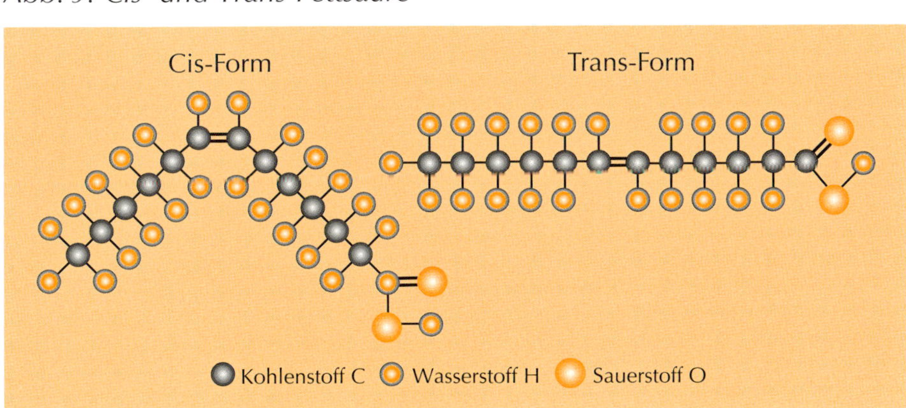

Die Tücke an der Trans-Form

Was passiert genau bei der Umwandlung in die Trans-Form? Das H-Atom an einer ungesättigten Stelle der Fettsäure springt bei Einwirkung hoher Temperaturen auf die gegenüberliegende Seite des Moleküls. Die Fettsäurekette, die vorher in gekrümmter Struktur vorlag, streckt sich nach dem Sprung des H-Atoms und verändert damit ihre Funktionalität in unserem Körper vollständig. Diese Trans-Form ist nicht in der Lage, in unserem biologischen System die Rolle der ursprünglichen Cis-Fettsäure in Enzymen, Hormonen und Membranen zu erfüllen. Wie ein falscher Schlüssel, der zwar in das Schlüsselloch passt, aber nicht die Tür öffnen kann, blockieren Trans-Fettsäuren außerdem die Stellen, an denen Cis-Formen eine wichtige Aufgabe zu erfüllen haben. Ein hoher Konsum von Trans-Fettsäuren provoziert also indirekt auch einen höheren Bedarf an essentiellen Fettsäuren, weil sie in enzymatische Abläufe eingreifen, die für die Umwandlung der essentiellen Fettsäuren benötigt werden (s. Abb. 8, S. 33).

Cis- und Trans-Formen haben verschiedene Schmelzpunkte. Während z. B. die ursprüngliche einfach ungesättigte Cis-Ölsäure eines nativen Olivenöls einen Schmelzpunkt von 13 °C hat, und somit bei Körper- und Zimmertemperatur flüssig ist, hat die veränderte Trans-Form nun einen Schmelzpunkt von 44 °C und somit ähnliche Eigenschaften wie gesättigte Fettsäuren.

Das Tückische daran ist, dass diese Trans-Fettsäure ihren Namen behält, sie heißt immer noch Ölsäure, denn sie hat ja weiterhin die gleiche Anzahl an C- und H-Atomen und die charakteristische Doppelbindung ist weiterhin an der gleichen Stelle. Der Verbraucher kann sich also anhand der Zutatenliste des Etiketts nicht darüber informieren, ob die Margarine oder das Speiseöl, die er kauft und die als „reich an wertvollen mehrfach ungesättigten Fettsäuren" deklariert sind, in hohem Maße Trans-Fettsäuren enthalten, die beim Herstellungsprozess entstanden sind. Wenn allerdings „Fett, z. Teil gehärtet" in der Zutatenliste steht, sollte man besser die Finger davon lassen (s. S. 48, „Härtung").

Was braucht der Körper?

In welchem Verhältnis benötigen wir verschiedene Fettsäuren?

Gleich vorweggenommen: Es gibt keine allgemeingültige Aussage dazu, welche Mengen an verschiedenen Fettsäuren wir benötigen. Wie bei vielen Ernährungsfragen ist deswegen die Empfehlung, möglichst ein breites Spektrum verschiedener Fettsäuren zu sich zu nehmen, der sicherste Weg, um einem Mangel vorzubeugen. Diese simple Erkenntnis ist jedoch im täglichen Speiseplan nicht so einfach umzusetzen. Der Anteil an Mahlzeiten, die wir selbst aus uns bekannten Zutaten zu Hause zubereiten, nimmt immer weiter ab, und der Anteil an Fertiggerichten nimmt zu. Infolgedessen fehlt uns meistens die Kontrolle darüber, wie sich der Fettanteil in unserer täglichen Ernährung zusammensetzt.
So kommt es, dass die Bevölkerung der westlichen Industrienationen in steigendem Maße gehärtete Pflanzenfette zu sich nimmt. Selbst eine vorwiegend pflanzliche Ernährung liefert uns die essentiellen Fettsäuren nur etwa im Verhältnis 20:1 Linol- zu Alpha-Linolensäure. Im Gehirn ist das Verhältnis der beiden Fettsäuren zueinander jedoch ca. 1:1; in anderen Körperteilen etwa 4:1. Linolsäure braucht zur weiteren Umwandlung etwa 3-mal so lange, wie Linolensäure. Da alle weiteren Abbauschritte der ungesättigten Fettsäuren um das gleiche Enzymsystem konkurrieren (s. Abb. 8, S. 33), ist eine Balance von Omega-9-, Omega-6- und Omega-3-Fettsäuren sehr wichtig. Deswegen kann eine Nahrungsergänzung mit täglich 1–2 Esslöffeln frischem, hochwertigem Leinöl bereits helfen, das Gleichgewicht zwischen Omega-6- und Omega-3-Fettsäuren zu optimieren. Auf jeden Fall sollte man darauf achten, dass man nicht immer nur das gleiche Pflanzenöl verwendet, sondern sich der Vielfalt der Speiseöle mit ihren verschiedenen Eigenschaften bedient. Im Naturkostfachgeschäft wird inzwischen auch eine fertige Speiseölmischung aus kbA angeboten, in der die verschiedenen ungesättigten Fettsäuren nach ernährungsphysiologischen Erkenntnissen optimal miteinander kombiniert sind.

Qualität statt Quantität

Das Problem in Bezug auf Fett in unserer Ernährung ist eher eines der Qualität als der Quantität. Die Mehrheit unserer Bevölkerung kauft Speiseöle, Bratfette und Margarine dort, wo sie am billigsten sind, nämlich im Supermarkt oder beim Discounter, in Form von denaturierten, d.h. extrahierten und raffinierten Fetten. Zu Hause werden die Fette bei weiterer Lagerung Licht, Wärme und Luftsauerstoff ausgesetzt, bevor sie beim Braten und Frittieren völlig zerstört werden. Auch die vielen verarbeiteten Lebensmittel im konventionellen Handel enthalten meistens versteckte, wertlose Fette.

Wichtig ist also in erster Linie, auf die Qualität der konsumierten Nahrungsfette zu achten, d.h. möglichst native Speiseöle in kBA-Qualität zu verwenden. Diese Öle enthalten sowohl von Seiten der Rohware, als auch vom Herstellungsprozess her gesehen, ein Optimum an naturbelassenen Fettsäuren. Sie sind außerdem reich an natürlichen Fettbegleitstoffen, wie z.B. fettlöslichen Vitaminen, Lezithin und Phytosterinen.

Was beeinträchtigt die Qualität von Ölen?

Solange das Fett sich z.B. im Samen eines Sonnenblumenkernes befindet, ist es von der Natur, als Energiespeicher für den Keim, optimal vor schädlichen Umwelteinflüssen geschützt. Sobald die Samenschale aber aufgebrochen wird, gelangen Licht und Luft an den Inhalt und chemische Kettenreaktionen laufen ab. Als sogenannte Katalysatoren, d.h. Beschleuniger, wirken z.B. auch Metalle. Deswegen sind Metalldosen nicht das ideale Gefäß für Speiseöle, da besonders an der Lötstelle das Metall in Kontakt mit dem Öl kommt. Sind sie innen mit Lack beschichtet, hat man wiederum das Problem, dass sich das Beschichtungsmaterial im Fett lösen kann.

Beginnen Fette zu oxidieren, so entstehen Um- und Abbauprodukte wie z.B. Peroxide und freie Fettsäuren, freie Radikale, Aldehyde und Ketone. Anfänglich sind diese zwar weitestgehend geschmacksneutral, im fortgeschrittenen Stadium kann das Öl aber ranzig, d.h. in Geruch und Geschmack unangenehm werden. Sind im Öl noch die natürlichen Antioxidantien wie z.B. Vitamin E und A enthalten, ist das Öl solange, bis diese aufgebraucht sind, vor der Zerstörung durch Licht und Sauerstoff geschützt. Ranziges Öl stellt nur dann ein Gesundheitsproblem dar, wenn es in größeren Mengen konsumiert würde. Die Gefahr ist aber gering, da ranziges Öl derartig „genossen" zu Übelkeit führt. Allerdings verliert ranziges Öl auch seine gesundheitsfördernden Eigenschaften. Diese natürlichen Alterungsprozesse eines Öls vom Zeitpunkt der Herstellung an sind früher oder später unvermeidlich, wie bei jedem anderen Lebensmittel auch. Vermeidbar wäre allerdings das, was einem Speiseöl in den meisten Fällen schon während der Gewinnung angetan wird. Deswegen ist die Art der Herstellung von so großer Bedeutung für das Öl.

Herstellung von Pflanzenölen

Herstellung direkt vor Ort?

Die Gewinnung pflanzlicher Fette ist von der Rohware abhängig. Ölfrüchte, wie z. B. Oliven und Palmfrüchte, müssen sofort nach der Ernte, meistens auch direkt vor Ort, verarbeitet werden, damit die Früchte nicht während des Transportes verderben.
Dagegen können Ölsaaten bei guten Lagerbedingungen längere Zeit nach der Ernte verarbeitet und oft über weite Strecken transportiert werden. Diese gute Lager- und Transportfähigkeit der Ölsaaten bedingt, dass sie für die Ölverarbeitungsindustrie heute der interessanteste Rohstoff sind.

Konventionelle Herstellung

Mit Ausnahme der Öle, die man im Naturkost- und Reformhandel bekommt, werden heute fast alle Pflanzenöle nach folgendem Schema hergestellt:

Reinigung

Zuerst werden die Saaten mechanisch gereinigt und anschließend meistens geschält und zerkleinert.

Konditionierung

Dann erfolgt eine sogenannte Konditionierung, das heißt, der Rohstoff wird bei ca. 120 °C gedämpft, damit die Fettzellen platzen, das Eiweiß gerinnt und das Öl fließfähiger wird. Dadurch wird eine optimale Ölausbeute möglich.

Pressung und/oder Extraktion

Daran anschließen kann sich entweder eine Pressung oder eine Extraktion, oder beides. Ausschlaggebend für das Verfahren ist der Ölgehalt der Saat. Enthält die Saat relativ viel Fett, lohnt es sich, eine mechanische Pressung ohne Extraktion durchzuführen, da dann die geringere Ausbeute keine große Rolle spielt. Denn trotz der starken Pressung bei hohem Druck, in Schneckenpressen bei Temperaturen von bis zu 95 °C,

kann Öl in einer Menge von bis zu 5 % des Gesamtgewichts im Rohstoff zurückbleiben, was ein entscheidender Kostenfaktor ist. Das wird besonders deutlich bei Sojabohnen, die weltweit den am häufigsten verwendeten Rohstoff für Pflanzenöle darstellen: Sojabohnen weisen nur einen Fettgehalt von ca. 17 % auf. Beim Pressen allein würde immerhin fast ein Drittel der Gesamtölmenge im Presskuchen zurückbleiben. Deswegen wird in der Industrie aus Rentabilitätsgründen entweder gleich mit Lösungsmitteln extrahiert, oder im Anschluss an eine mechanische Vorpressung (Abb. 10).
Diese Extraktion wollen wir uns einmal näher betrachten.

Ölgewinnung durch Extraktion

Extraktion – was bedeutet das?

Durch eine Extraktion lässt sich die Ölausbeute wesentlich erhöhen, so dass Restölgehalte von nur etwa 1 % erreicht werden können.
Extraktion bedeutet, dass das Öl mit Hilfe eines Lösungsmittels (in den meisten Fällen Hexan, aber auch Trichlorethylen oder Benzin) auf chemischem Wege aus dem Rohstoff herausgelöst wird. Dazu benötigt man eine spezielle Extraktionsanlage, die aufgrund der leichten Brennbarkeit der Lösungsmittel explosionsgeschützt aufgebaut sein muss und besonderen Auflagen des Bundes-Immissionsschutzgesetzes unterliegt. In diesem Extrakteur wird die, wie oben beschrieben vorbehandelte, Saat mit dem Lösungsmittel bei bis zu 65 °C gerührt, bis sich nahezu das gesamte Fett daraus gelöst hat.

Trennung von Fett und Hexan

Nach der Trennung von festen und flüssigen Bestandteilen muss aus der Fett-Extraktionsmittel-Mischung das Lösungsmittel wieder, soweit als möglich, entfernt werden. Dies geschieht durch Verdampfen unter Vakuum bei bis zu 110 °C und anschließender Kondensation, was eine wirtschaftliche Rückgewinnung und Weiterverwendung des Hexans ermöglicht. Auch die ausgelaugten Saaten, welche zu Tierfutter weiterverarbeitet werden, müssen soweit als möglich vom Lösungsmittel befreit werden, nicht nur um der erlaubten Höchstmenge der Futtermittelverordnung gerecht zu werden, sondern auch, um eine Explosionsgefahr auszuschließen. Das vorliegende Fett nennt man nach der Extraktion

Abb. 10: Die Herstellung von Pflanzenölen im Vergleich.

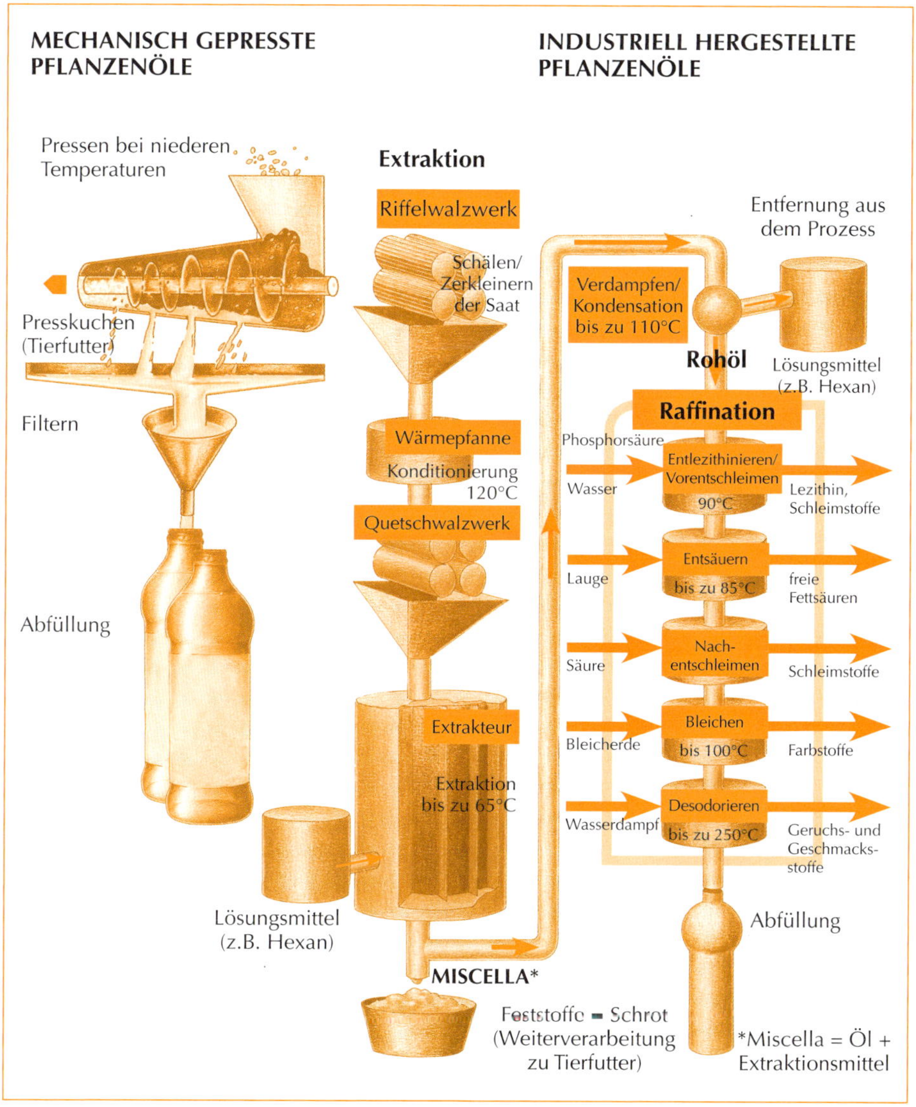

MECHANISCH GEPRESSTE PFLANZENÖLE

Pressen bei niederen Temperaturen
Presskuchen (Tierfutter)
Filtern
Abfüllung

INDUSTRIELL HERGESTELLTE PFLANZENÖLE

Extraktion
Riffelwalzwerk
Schälen/ Zerkleinern der Saat
Wärmepfanne
Konditionierung 120°C
Quetschwalzwerk
Extrakteur
Extraktion bis zu 65°C
Lösungsmittel (z.B. Hexan)
MISCELLA*
Feststoffe = Schrot (Weiterverarbeitung zu Tierfutter)
Verdampfen/ Kondensation bis zu 110°C
Entfernung aus dem Prozess
Lösungsmittel (z.B. Hexan)
Rohöl
Raffination
Phosphorsäure, Wasser – Entlezithinieren/ Vorentschleimen 90°C – Lezithin, Schleimstoffe
Lauge – Entsäuern bis zu 85°C – freie Fettsäuren
Säure – Nach-entschleimen – Schleimstoffe
Bleicherde – Bleichen bis 100°C – Farbstoffe
Wasserdampf – Desodorieren bis zu 250°C – Geruchs- und Geschmacks-stoffe
Abfüllung

*Miscella = Öl + Extraktionsmittel

Rohöl. Es handelt sich um eine dunkelfarbige, übelriechende Flüssigkeit, die ohne die nun folgenden Aufbereitungsschritte für den menschlichen Genuss ungeeignet wäre.

Weiterverarbeitung: Raffination

Raffination – ein aufwendiger Prozess

Die meisten auf der Welt industriell erzeugten Samenöle und -fette werden raffiniert (Abb. 10). Allein die Hälfte davon machen allein Soja- und Palmöl aus, die hauptsächlich in die Verarbeitungsindustrie wandern. Bei Öl in der Flasche sollte man auf den Ausdruck „kaltgepresstes Speiseöl" achten, da derart gekennzeichnete Öle nicht raffiniert sein dürfen (s. „Wie kalt darf's denn sein?", S. 51).

Entschleimung

Hierbei geht es darum, alle noch im Öl vorkommenden natürlichen Fettbegleitstoffe aus dem Rohöl zu entfernen. Zu diesen Stoffen gehören sogenannte Phospholipide, z. B. auch das wertvolle Lezithin, sowie eiweiß- und kohlenhydrathaltige pflanzliche Stoffe und das Chlorophyll. Durch Zugabe von Phosphorsäure werden diese Fettbegleitstoffe ausgeflockt und anschließend mit Wasser ausgewaschen. Unter anderem hat man somit auch die pflanzeneigenen Enzyme entfernt. Durch Entschleimen erreicht man eine bessere Haltbarkeit und bessere technologische Eigenschaften des Öls. Außerdem setzt sich so später kein erklärungsbedürftiger Bodensatz, wie bei naturbelassenen Ölen üblich, in der Ölflasche ab.

Entsäuern (Neutralisation)

Um aus dem geklärten Rohöl die freien Fettsäuren zu entfernen, schließt man die Entsäuerung an. Freie Fettsäuren entstehen, wenn der Rohstoff falsch geerntet oder zu schlecht oder zu lange gelagert wurde, und die Fette (Triglyceride) begonnen haben, sich in Glycerin und einzelne Fettsäuren aufzuspalten. Durch Zusatz von Alkalilaugen bei Temperaturen von bis zu 85 °C werden diese freien Fettsäuren verseift, die Seife wird anschließend vom restlichen Öl abgetrennt. Damit werden auch die Schwermetalle und die unerwünschten Peroxide, die sich beim Fettverderb bilden, reduziert. Dieser Aufbereitungsschritt hat den großen Vor-

teil, dass man „Schönheitsfehler" im Öl nachträglich beseitigen kann, und dadurch an die Qualität der eingesetzten Rohware keine hohen Ansprüche stellen muss.

Bleichen

Das Öl wird nun noch gebleicht, um die unerwünschten Farbstoffe aus dem Öl zu entfernen. Diese wertvollen pflanzeneigenen Farbstoffe sind v.a. Carotinoide (Vorstufe des Vitamin A), Xanthophylle und Chlorophyll. Sogenannte Bleicherden binden dabei aufgrund ihrer Oberflächenaktivität bei Temperaturen um die 100 °C die Farbstoffpartikel und können dann gemeinsam herausgefiltert werden. Man verwendet Tonerden, die durch eine Säurebehandlung mit Salzsäure oder Schwefelsäure aufnahmefähig wurden.

Desodorierung (Dämpfung)

Als letzter Aufbereitungsschritt erfolgt nun bei Temperaturen bis zu 250 °C eine Hochvakuum-Destillation mit Wasserdampf über einen Zeitraum von einer bis zu mehreren Stunden, die dem Entfernen unerwünschter Geruchs- und Geschmacksstoffe dient. Das können sowohl die arteigenen Geschmacksstoffe der Saaten sein, wie auch Stoffe, die bei unsachgemäßer Lagerung und Transport derselben entstanden sind. Auch die vorher beschriebenen Verarbeitungsschritte tragen nicht zum guten Geschmack des Öles bei. Ebenso entweichen auch noch etwa vorhandene Spuren des angewandten Lösungsmittels, sowie Pestizidrückstände und auch Peroxide, die beim Raffinieren entstanden sind.

Raffination – praktisch für die Industrie

Nach der Raffination ist das Öl nun endlich farb-, geruchs- und geschmacklos und hat somit auch seine Identität verloren. Egal welchen Rohstoff man verwendet hat, ob Sojabohnen, Erdnüsse oder Baumwollsaat, das Ergebnis schmeckt immer gleich und sieht immer gleich aus.

Das bringt einen entscheidenden ökonomischen Vorteil, und darauf kommt es ja schließlich an. Da der Verbraucher zum größten Teil nicht gewillt ist, Speiseöl als das kostbare Lebensmittel zu betrachten, was es eigentlich ist, ist er auch nicht bereit, einen angemessenen Preis dafür zu bezahlen. Die Industrie trägt dem Rechnung und stellt das Produkt her, welches ökonomisch sinnvoll ist. Umweltbelastung durch hohen Energieverbrauch und die Abwasserbelastung der industriellen Ölherstellung sind keine relevanten Kostenfaktoren. Entscheidend für die Rentabilität sind die Flexibilität bei der Rohstoffauswahl und die Ölausbeute.

Die Qualität des Ausgangsstoffes für die Ölherstellung spielt dabei weder in Bezug auf den Geschmack noch auf die Inhaltsstoffe eine große Rolle. Die verschiedenen Schritte der Raffination entfernen fast jedes „Problem“: Freie Fettsäuren, genauso wie Peroxide, die eine minderwertige Ölqualität anzeigen würden, werden entfernt. Somit können die Auswirkungen von Überalterung und fehlerhafter Ernte oder Lagerung der Saaten nachträglich beseitigt werden. Auch sogenannte Umweltgifte, wie Rückstände aus der modernen, konventionellen Landwirtschaft (Pestizide, Fungizide und Herbizide), polyzyklische Kohlenwasserstoffe, polychlorierte zyklische Kohlenwasserstoffe und Schwermetalle können im Nachhinein bis auf Spuren reduziert werden. Sogar Aflatoxine (giftige Stoffwechselprodukte von Schimmelpilzen), die bei verschimmelter Rohware ins Öl gelangen können, lassen sich durch die Raffination entfernen. Vordergründig betrachtet sind diese Faktoren ein entscheidender Vorteil industrieller Ölherstellung.

Raffination – Raubbau an der eigentlichen Ölqualität

Von dem Standpunkt der wertbestimmenden Inhaltsstoffe aus gesehen kommt man jedoch zu einem anderen Ergebnis. Durch die vielen Aufbereitungsschritte und die hohen Temperaturen besonders während der Desodorierung laufen viele unkontrollierbare chemische Reaktionen im Öl ab, die qualitätsmindernd auf die Inhaltsstoffe wirken. So können z. B. unnatürliche Isomere* der ungesättigten Fettsäuren, wie Trans-Fettsäuren, entstehen oder sich Dimere, Polymere und andere veränderte Fettsäuren bilden. Diese veränderten Moleküle haben eine andere Struktur und eine andere Wirkungsweise in unserem Körper als die normalerweise in der Natur und in unseren Nahrungsmitteln vorkommenden Fettsäuren.

Das Ergebnis dieses Prozesses sind Speiseöle, die sowohl ihrer fettlöslichen Vitamine, wie auch aller wertvollen Fettbegleitstoffe und bio-

* Isomere sind chemische Substanzen mit identischer Zusammensetzung bei unterschiedlicher räumlicher Struktur.

aktiven Substanzen beraubt sind. Vergleichbar ist das z. B. mit der Herstellung von weißem, raffiniertem Industriezucker, wo aus einem vollwertigen Rohstoff, wie z. B. Zuckerrohrsaft, durch Raffination „reine" (leere) Kohlenhydrate gewonnen werden. Als ob man einen Fruchtsaft presst, um am Ende destilliertes Wasser zu erhalten, hat das Resultat dieser Art der Ölgewinnung wenig mit dem Ausgangsstoff gemein. Egal, ob es sich ursprünglich um einen Sonnenblumenkern oder eine Sojabohne gehandelt hat, das Ergebnis ist immer eine klare, farblose, chemisch reine, isolierte Substanz ohne arteigenen Geruch oder Geschmack. Inzwischen hat sich der Verbraucher so an diese Art von Öl gewöhnt, dass er den ganz charakteristischen Eigengeschmack eines naturbelassenen Speiseöles als befremdlich empfindet. Wie wäre es sonst zu erklären, dass selbst im Naturkostladen oder Reformhaus möglichst „geschmacksneutrale" Öle verlangt werden? Leider sind aufgrund dieser Verbrauchererwartung auch einige Hersteller im Naturkostbereich mittlerweile von ihren anfänglichen Qualitätsmaßstäben abgerückt und bieten Öle aus kontrolliert biologischen Rohstoffen an, die desodoriert („wasserdampfbehandelt") wurden und somit als besonders „mild" oder „geschmacksneutral" verkauft werden können.

Weitere Bearbeitungsschritte (Modifikation)

Nach der Raffination

Meist werden die raffinierten Öle weiteren „Veredelungsstufen", wie es im Fachjargon heißt, unterzogen. Dadurch werden ihre physikalischen und chemischen Eigenschaften an den jeweiligem Anwendungsbereich optimal angepasst.

Fraktionierung

Die Fraktionierung ist ein physikalisches Verfahren, bei dem unterschiedliche Fraktionen eines Fetts aufgrund ihrer unterschiedlichen Schmelzpunkte voneinander getrennt werden. Somit kann man z. B. aus dem Ausgangsprodukt Palmöl, mit einem natürlichen Schmelzpunkt von 33 – 44 °C, eine Reihe von Produkten mit scharf abgegrenzten Schmelzpunktverhalten zurechtschneiden. Diese Fette werden z. B. als Ersatz für die relativ teure Kakaobutter in Schokoladen, für Margarine und Backfette und als Kosmetikzutaten verwendet. Tatsächlich handelt es sich um

Industriefette, die mit dem natürlichen Ausgangsprodukt aus Palmfrüchten außer dem Namen nicht mehr viel gemeinsam haben.

Härtung

Die Härtung ist eine sehr häufig angewandte Technologie um flüssige Öle in streichfähige oder feste Fette umzuwandeln. Sie ist z. B. Voraussetzung für die konventionellen Margarineherstellung. Dafür werden die ungesättigten Fettsäuren, die ja für flüssige Öle typisch sind, teilweise, oder vollständig in gesättigte Fettsäuren umgewandelt. Bei Temperaturen von bis zu 180 °C werden in einer chemischen Reaktion, unter Zuhilfenahme von Nickel als Katalysator, die ungesättigten Doppelbindungen der Fettsäurenketten mit Wasserstoff abgesättigt. Auf diese Weise entstehen aus ungesättigten Fettsäuren gesättigte. Bei einer teilweisen Härtung können auch Trans-Fettsäuren entstehen (s. S. 37). Somit wird die natürliche Konsistenz und Haltbarkeit des Ausgangsprodukts für den jeweiligen industriellen Verwendungszweck „modifiziert". Gehärtete und zum Teil gehärtete Speisefette müssen in der Zutatenliste gekennzeichnet werden.

Mechanische Pressung

Was passiert in der Ölmühle?

Die Schneckenpresse

Im Gegensatz zu diesen konventionell hergestellten Ölen wird ein sehr kleiner Prozentsatz aller Öle und Fette, die der menschlichen Ernährung sowie der Kosmetik dienen, tatsächlich in Ölmühlen „gepresst". Bei der Pressung von Ölsaaten arbeitet man heute meistens mit sogenannten kontinuierlich betriebenen Schneckenpressen, die dem bekannten Fleischwolf ähneln.

Die Schneckenpresse besteht aus einem horizontalen Gehäuse, in dem eine Schneckenwelle läuft (Abb. 11). Diese presst das Saatgut in Längsrichtung und drückt es dabei zusammen. In Förderrichtung wird die Schnecke dicker, dadurch wird der Raum kleiner und der Druck auf das Pressgut größer. Durch den Druck und die Reibung in der Presse entsteht Wärme. Der Pressenraum ist von einer Art Sieb (Seiher) umgeben, aus dem das Öl in eine Auffangwanne laufen kann.

Das klingt sehr einfach, und das ist es von der Technik her auch. Allerdings gibt es einige Faktoren, welche auch die Qualität eines mechanisch gepressten Öls beeinflussen können und die sehr unterschiedlich gehandhabt werden. Wie das Öl tatsächlich hergestellt wurde, kann der Verbraucher größtenteils nicht über die Auslobung auf dem Etikett erkennen.
Bei der mechanischen Pressung definiert man folgende Schritte:

Konditionierung
Als erstes wird das Saatgut, meist vor der Pressung, in sogenannten Wärmepfannen „konditioniert". Dabei wird der Wassergehalt der Saat gesenkt und die Fettzellen werden zum Platzen gebracht. Dadurch lässt sich beim anschließenden Pressen eine höhere Ölausbeute erreichen.

Pressung
Die Ölpressen selbst können länger oder kürzer sein und so eingestellt werden, dass sie mit niedrigem oder hohem Druck fahren. Da Druck hauptsächlich in Wärme umgewandelt wird, können die Temperaturen

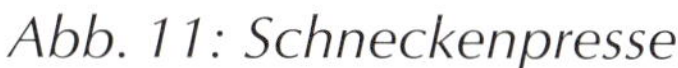

Abb. 11: Schneckenpresse

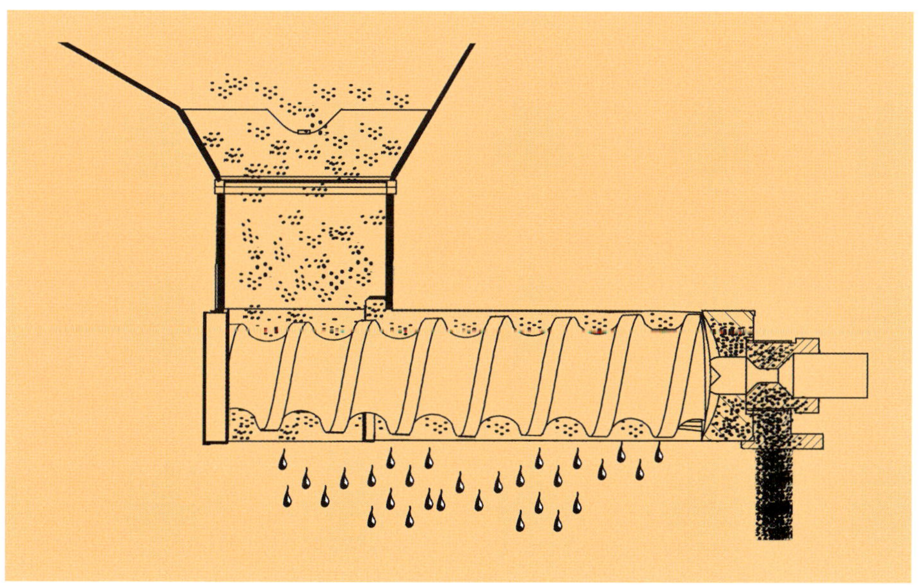

je nach eingestelltem Druck in der Presse 40 °C oder auch bis zu 170 °C erreichen. Je höher die Temperatur und der Druck sind, umso höher ist die Ausbeute, das heißt, umso weniger Öl verbleibt im Presskuchen zurück.
Üblich sind Temperaturen in der Presse von ca. 100 °C. Von „kaltgepresst" kann daher bei auf diese Art gewonnenen Ölen keine Rede sein. Nur wenn erheblich kleinere Ölausbeuten in Kauf genommen werden, kann mit Temperaturen unter 60 °C gepresst werden. Es ist einleuchtend, dass derartige Speiseöle einen deutlich höheren Preis haben müssen.

Kaltgepresste Öle

Verbrauchererwartungen und Realität

Die meisten Menschen sind überrascht zu hören, dass es eigentlich keine „kaltgepressten" Öle im engeren Sinn des Wortes gibt. Der Begriff ist allerdings auch auf vielen Etiketten zu finden. Verbraucherwissen und -erwartung, Herstellerauslobung und Realität klaffen bei diesem Thema weit auseinander. Der Begriff „kaltgepresst" sagt eigentlich nur aus, dass das betreffende Öl mechanisch gepresst und anschließend nicht raffiniert wurde. Im Vergleich zu dem größtenteils üblichen Verfahren der Ölherstellung mit Hilfe von Extraktion und Raffination ist das allerdings schon wieder eine echte Qualitätsaussage.
Warum wird vom Verbraucher eigentlich dem „kalt" beim Pressen so viel Bedeutung beigemessen? Auf Nachfrage wird eine diffuse Vorstellung von gesünderem, ernährungsphysiologisch wertvollerem Öl artikuliert. Kaum ein Verbraucher hat eine genauere Temperaturvorstellung und kann sie im Zweifelsfall begründen.
Hier kann man eine ganze Reihe von Fragen aufwerfen. Wie heiß wird z.B. eine reife, schwarze Olive in mediterraner Mittagshitze oder ein Sonnenblumenkern unter südfranzösischer Sonne im August? Welcher Anteil an den als „kaltgepresst" eingekauften Ölen wird auch „kalt gegessen" und nicht auch zum Kochen verwendet? Was macht ein bei 40 °C gepresstes Öl gesünder als ein bei 60 °C gepresstes?
Zu diesen Fragen gibt es keine wissenschaftlich begründbaren Antworten. Erst ab Temperaturen von 150 °C können sich die ungesättigten Fettsäuren von der natürlichen Cis- in die Trans-Form umwandeln und in ihrer Molekularstruktur und somit auch in ihrer ernährungsphysiolo-

gischen Wertigkeit zerstört sein. Diese Temperaturen werden beim mechanischen Pressen normalerweise nie erreicht. In diesem Zusammenhang macht der Ausdruck „kaltgepresst" also keinen Sinn.
Wirklich schädlich für ein Speiseöl mit einem hohen Anteil an ungesättigten Fettsäuren sind Prozesse wie die Raffination und hier besonders die Desodorierung oder auch die Fetthärtung (Hydrierung) z. B. bei der Herstellung von Margarine. Bei Temperaturen von 180 °C–250 °C laufen eine ganze Reihe unkontrollierbarer chemischer Reaktionen ab.

Wie kalt darf's denn sein?

Die Leitsätze für Speisefette und Speiseöle des deutschen Lebensmittelbuchs von 2011 beschreiben es folgendermaßen: **Kaltgepresste** Speiseöle werden [...] ohne Wärmezufuhr ausschließlich durch mechanische Verfahren gewonnen. Sie werden nicht entschleimt, (teil-)entsäuert, gebleicht, desodoriert und/oder fraktioniert. Zur Entfernung der Trübstoffe sind Dekantieren, Filtrieren und/oder Zentrifugieren üblich. Die Filtration wird mit Papier- oder Stofffiltern oder anderen inerten Filterhilfsstoffen durchgeführt. Vor- bzw. Nachbehandlungsverfahren wie Rösten der Rohware und/oder Waschen, Dämpfen des Öles sind möglich und werden durch entsprechende Hinweise angegeben.
Werden kaltgepresste Öle zusätzlich als **nativ** bezeichnet, so erfolgt eine Vorbehandlung der Saat ausschließlich durch mechanische Verfahren. Eine Nachbehandlung des Öls erfolgt nur durch dekantieren, filtrieren, und/oder zentrifugieren.*
Dass kaltgepresste Öle ohne Wärmezufuhr gewonnen werden, sagt leider nichts über die tatsächliche Presstemperatur aus. Da durch den hohen Druck in einer Presse schon von sich aus hohe Temperaturen entstehen, ist nichts darüber ausgesagt, wie „kalt" das Öl beim Pressen wurde. Bei großen Schneckenpressen sind z. B. Temperaturen von 100 °C durchaus üblich und trotzdem darf sich das Speiseöl „kaltgepresst" nennen. Würde man die Presstemperaturen absenken, müsste man sich mit erheblich kleineren Ölausbeuten zufrieden geben.
Wichtig zu wissen ist außerdem, das diese Leitsätze keine Rechtsnorm oder Verordnung darstellen, sondern eine Orientierungshilfe für den Handel mit und die Kennzeichnung von Lebensmitteln.
Olivenöl ist aus diesen Leitsätzen ausgenommen, da es dafür besondere EU-Bestimmungen gibt!

* Quelle: https://www.bmel.de/SharedDocs/Downloads/Ernaehrung/Lebensmittelbuch/LeitsaetzeSpeisefette.pdf?__blob=publicationFile

Allerdings sollte der Verbraucher wissen, dass diese Temperaturen auch zu Hause in der Bratpfanne oder Fritteuse erreicht werden können. Wenn man also die Temperaturfrage bei der Ölherstellung umfassender betrachtet, so ist nicht die Presstemperatur das eigentliche Problem, sondern die Temperatur bei der Raffination oder Hydrierung und bei der anschließenden Verwendung des Öls.

Erste Pressung

Noch weniger Aussagekraft hat der Begriff: „Erste Pressung". Diesem angeblichen Qualitätsbegriff liegt keinerlei gesetzliche Absicherung, und noch nicht einmal eine Empfehlung als Leitsatz zu Grunde.

„Erste Pressung" sagt bestenfalls aus, dass das Öl auf mechanischem Wege, nämlich auf einer Presse gewonnen wurde, also nicht mit Lösungsmittel extrahiert wurde. Ob es vor dem Pressen erhitzt wurde, wie hoch die Temperatur beim Pressen selbst war, und ob das Öl nach dem Pressen noch weiterbehandelt wurde, bleibt offen. Im schlimmsten Fall wurde es im Anschluss an die Pressung sogar raffiniert und/oder bei hohen Temperaturen desodoriert. Das wäre für das Öl dann auf jeden Fall schädlicher als eine etwaige „zweite Pressung". Ob eine erste oder zweite Pressung durchgeführt wurde oder nicht, lässt sich am Endprodukt nicht feststellen. Es wäre jedoch verbrauchertäuschend, ein Öl im Anschluss an eine erste Pressung bei über 150 °C zu desodorieren und als „erste Pressung" zu deklarieren.

Sonderfall Olivenöl

Regelungen der EU

Nur für Olivenöl gilt eine Verordnung der EU, die Qualitätsnormen und deren Bezeichnung verbindlich regelt: Native Olivenöle dürfen sich nur mechanisch gepresste oder durch Zentrifugieren gewonnene Öle nennen, die anschließend nicht raffiniert wurden. Aber auch hier hat der Gesetzgeber keine maximale Presstemperatur vorgeschrieben, oder den Begriff „kaltgepresst" definiert. Es wird lediglich definiert, dass das Öl unter Temperaturbedingungen gewonnen werden soll, die nicht zur Verschlechterung des Öls führen. Immerhin ist es in den Erzeugerländern meistens nicht üblich, natives Olivenöl bei Temperaturen über 40 °C zu gewinnen.

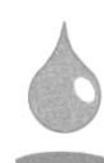

Achtung: Steht allerdings nur „Olivenöl" oder „Reines Olivenöl" ohne weiteren Zusatz auf dem Etikett, handelt es sich um ein raffiniertes Olivenöl, das eventuell mit nativem Olivenöl vermischt wurde.

Die EU-Verordnung zur Olivenöl-Qualität

Die Verordnung schreibt sowohl bestimmte analytische Grenzwerte, als auch die zur Bestimmung anzuwendenden Analysenverfahren vor. Neben der chemischen Analyse wird aber auch der sensorischen Bewertung der nativen Olivenöle ein sehr hoher Stellenwert eingeräumt.

1. Native Olivenöle sind Öle, die aus der Frucht des Ölbaumes ausschließlich durch mechanische oder sonstige physikalische Verfahren unter Bedingungen, die nicht zu einer Verschlechterung des Öls führen, gewonnen wurden und die keine andere Behandlung erfahren haben als Waschen, Dekantieren, Zentrifugieren und Filtrieren.

Als nativ dürfen nicht bezeichnet werden: Öle, die durch Lösungsmittel, durch chemische oder biochemische Hilfsmittel oder durch Wiederveresterungsverfahren gewonnen wurden, sowie jede Mischung mit Ölen anderer Art.

Von den nativen Olivenölen dürfen nur 2 Qualitäten dem Endverbraucher zum Kauf angeboten werden:

a) natives Olivenöl extra
- höchste Ansprüche an Geruch und Geschmack
- Gehalt an freien Fettsäuren von höchstens 0,8 g je 100 g Öl

b) natives Olivenöl
- etwas geringere Ansprüche an Geruch und Geschmack
- Gehalt an freien Fettsäuren von höchstens 2 g je 100 g Öl

Bei diesen beiden Kategorien ist außerdem die Ursprungsangabe obligatorisch.

2. Raffinierte Olivenöle sind nahezu geruchs- und geschmacklos, deshalb setzt man ihnen etwas natives Olivenöl zu für den „mediterranen Touch". Von den raffinierten Olivenölen dürfen wiederum nur 2 Kategorien im Einzelhandel verkauft werden:

a) Olivenöl bestehend aus raffinierten Olivenölen und nativen Olivenölen
- eine Mischung aus raffiniertem und nativem Olivenöl in beliebigem Mischungsverhältnis
- Gehalt an freien Fettsäuren von höchstens 1 g je 100 g Öl (Schließlich konnten diese ja bei der Raffination entfernt werden.)

b) Oliventresteröl

- eine Mischung aus raffiniertem Oliventresteröl (das aus den extrahierten Pressrückständen der Oliven stammt) und nativem Olivenöl in beliebigem Mischungsverhältnis
- Gehalt an freien Fettsäuren von höchstens 1 g je 100 g Öl

Die beiden zuletzt genannten Öle werden in großen Mengen hauptsächlich in den Erzeugerländern als billige Speiseöle verkauft, sie kommen bei uns selten in den Lebensmitteleinzelhandel.

Quelle und weitere Informationen: http://www.dgfett.de/material/olivenoel.pdf

Tipps für den Olivenöleinkauf

Als Verbraucher sollte ich beim Einkauf auf zwei Kriterien achten.

Aus kontrolliert biologischem Anbau: Der biologische Anbau von Oliven trägt viel zur Erhaltung traditioneller Kulturlandschaften bei. Ein biologisch bewirtschafteter Olivenhain ist ein intaktes Ökosystem indem Pflanzen und Tiere miteinander existieren können. In konventionellen Anlagen stehen die Bäume in großen Monokulturen, Unkraut und Schädlinge werden mit Pestiziden bekämpft. Viele Pestizide sind fettlöslich, daher kann nicht ausgeschlossen werden, dass man sie im Öl wieder findet.

Die Gütebezeichnung: Man sollte ausschließlich Bio-Olivenöl der besten Kategorie kaufen! Die von der EU vorgeschriebene Bezeichnung für die höchste Güteklasse von Olivenöl ist „nativ extra", das bedeutet wörtlich: naturbelassenes Olivenöl von besonderer (extra) Qualität.

Die Einstufung basiert zum einen auf einer Laboruntersuchung. Gemessen wird der Gehalt an freien Fettsäuren. Er ist ein Indikator für die schonende Verarbeitung und Frische des Öls und sollte möglichst niedrig sein (max. 0,8 g/100 g Öl). Waren die Oliven überreif oder beschädigt und wurden sie vor der Verarbeitung zu lange gelagert, steigt der Gehalt an freien Fettsäuren im Öl nämlich stark an, ohne dass sich das unbedingt geschmacklich bemerkbar machen würde Zum anderen erfolgt eine Beurteilung durch eine unabhängige, speziell geschulte Expertengruppe, die nach genau festgelegten Kriterien und Vokabular bewertet. Das verkostete Olivenöl darf keinerlei Fehl- oder Fremdaromen aufweisen. Aber auch positive Geschmacksnuancen wie Aroma, Fruchtigkeit und Schärfe werden zur Gesamtbeurteilung herangezogen. Denn entge-

gen der allgemeinen Geschmacksvorliebe der Verbraucher gilt das Kratzen im Hals, hervorgerufen durch eine gewisse Bitterkeit und Schärfe des Olivenöls, bei Kennern durchaus als positives Qualitätsmerkmal! Ob fruchtig, bitter, scharf: Olivenöl ist reine Geschmackssache.
Zu Bedenken ist allerdings, dass gerade die vom Konsumenten geschätzten, besonders milden Olivenöle, den geringsten Anteil an antioxidativen Polyphenolen aufweisen. Ein fruchtiges, scharfes und bitteres natives Olivenöl extra hat somit einen höheren gesundheitlichen Wert als ein nur mild-fruchtiges.

Optimiertes Herstellungsverfahren

Eine sehr persönliche Erfolgsstory

Ende der neunziger Jahre wollte ich, in meiner damaligen Funktion als Verkaufsleiterin einer großen deutschen Naturkostfirma, ein neues Pflanzenöl in unser Sortiment aufnehmen: Leinöl, ein in Vergessenheit geratener Klassiker unter den einheimischen Speiseölen. Ich hatte bei meinen Reisen in die USA am dortigen „health food market" den Beginn der Omega-3-Welle und die daraus resultierende Renaissance des Leinöls miterlebt. Dieses besonders gesunde Öl mussten wir als deutscher Marktführer im Bio-Öl-Bereich unbedingt ins Sortiment aufnehmen! Allerdings bereitete mir die kurze Haltbarkeit des Produktes Kopfzerbrechen. Wie konnte es gelingen, ein Öl, das aufgrund seines hohen Anteils an mehrfach ungesättigten Fettsäuren nur eine relativ kurze Haltbarkeit hat, ohne Wertverlust bis zum Verbraucher gelangen zu lassen, den ganzen langen Weg von der Herstellung über den Großhandel und Einzelhandel bis in die Küche?

Zerstörende Einflussfaktoren

Oft ist nicht bekannt, dass Licht, also der Einfluss von UV-Strahlen, auf die ungesättigten Fettsäuren verheerend wirkt. Jeder Lichtstrahl kann eine Kettenreaktion im Molekül auslösen, bei der freie Radikale entstehen die unseren Organismus schädigen können. Ist dann zusätzlich noch Luft oder vielmehr Sauerstoff vorhanden, setzen Oxidationsprozesse ein, die das Öl in kürzester Zeit zerstören können. Und: Je wärmer das Öl ist, umso schneller laufen diese zerstörerischen Reaktionen ab (s. Tab. 2, S. 36).

Was ist also zu tun?

Meine Wunschvorstellung war, eine optimale Herstellungsmethode zu finden, welche diese schädlichen Einflussfaktoren soweit als möglich ausschließt. Es musste doch möglich sein, Öle so schonend zu pressen und abzufüllen, dass sie ihre gesundheitsfördernden Inhaltsstoffe möglichst unverfälscht und möglichst lange beibehalten würden. Da es solche Ölpressen nicht fertig zu kaufen gibt, brauchte es einen findigen Techniker, der meine Idee in die Praxis umsetzen konnte.

Eine bestehende Presse wurde so umgebaut und modifiziert, dass nun der gesamte Pressvorgang unter Licht- und Luftabschluss stattfindet und auch keine Hitze entstehen kann. Abschließend wird das Öl ebenfalls unter Ausschluss von Sauerstoff und Licht schonend gefiltert und abgefüllt (Abb. 12).

Geschlossenes System

1. Als Rohstoff für die Ölpressung werden ausschließlich keimfähige Nüsse und Saaten aus kontrolliert biologischem Anbau verwendet, die sorgfältig gereinigt wurden.
2. Die Nüsse und Saaten werden anschließend in einer Schneckenpresse, unter Licht- und Luftausschluss bei niedrigen Temperaturen gepresst. Es werden jeweils nur kleine Mengen frisch produziert.

Abb. 12: Optimiertes Herstellungsverfahren

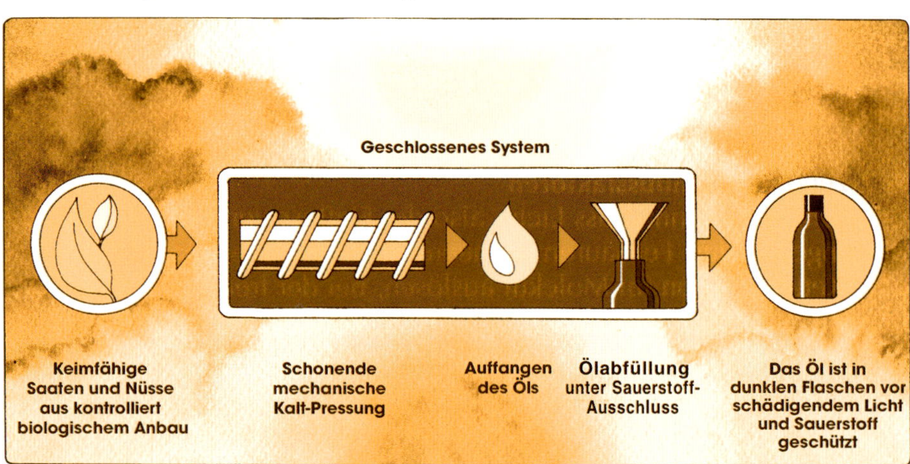

3. Das auslaufende Öl wird in einem geschlossenen System aufgefangen und läuft ohne Außenkontakt in einen Sammelbehälter, wo sich die Feststoffe absetzen können.
4. Das fertige Öl wird unter Schutzgas in lichtundurchlässige Verpackungen abgefüllt.

Hoher Aufwand – hochwertiges Ergebnis

Ein so hergestelltes Öl ist theoretisch in der Flasche im gleichen, ursprünglichen Zustand, wie es im keimfähigen Samen oder der Nuss vorlag. Es wird von dem Zeitpunkt an, wo die schützende Schale beim Pressen geöffnet wird, bis zum Öffnen der Flasche beim Endverbraucher, vor schädigenden Umwelteinflüssen geschützt. Dieses Verfahren bietet sich für die Herstellung besonders hochwertiger Öle im Naturkost- und Naturkosmetikbereich an. Es handelt sich aus Qualitätsgründen um eine kleine Prozesstechnik mit begrenzter Kapazität. Der damit verbundene hohe Aufwand bietet sich in erster Linie für besonders empfindliche Pflanzenöle mit einem besonders hohen Anteil an mehrfach ungesättigten Fettsäuren an.

Die Wunderwaffen der Natur

Diese nach Rohkostkriterien gewonnenen Pflanzenöle dienen nicht nur als Lebensmittel, sondern auch als Heilmittel und in der Körperpflege unserer Gesundheit und unserem Wohlbefinden. Sie stecken voller sekundärer und bioaktiver Pflanzeninhaltsstoffe, die für den Menschen außerordentlich gesund und wertvoll sind, z. B. Phytosterine, Carotinoide, Tocopherole, Polyphenole. Der vorbeugende und therapeutische Nutzen dieser wertvollen Substanzen wird mittlerweile intensiv erforscht, aber kein Labor kann sie in der Komplexität nachbauen, wie sie uns von der Natur in einem sorgsam hergestellten, naturbelassenen Pflanzenöl geschenkt werden.

Verbrauchertipps

Wonach kann sich der Verbraucher überhaupt richten, wenn er sichergehen will, ein gutes Speiseöl zu bekommen, und es zu Hause auch als solches erhalten möchte? Dazu werden hier im letzten Kapitel einige praktische Tipps gegeben.

Einkauf: Gewusst wo

Der Verbraucher muss zunächst Vertrauen in die richtige Einkaufsquelle setzen können. Im Naturkostfachgeschäft und im Reformhaus gibt es die hochwertigsten Öle und eine fachkundige Beratung. Die Naturkosthersteller haben für die Branche klare Richtlinien zur Herstellung nativer Speiseöle aufgestellt. Ein gutes Speiseöl kann man aber nicht nur an der Bezeichnung auf dem Etikett, sondern auch an einigen weiteren Kriterien erkennen.

Geschmack, Geruch und Farbe

Naturbelassene Speiseöle haben den charakteristischen Geschmack und individuellen Geruch der Saat oder der Frucht, aus der sie gewonnen wurden. Neutral oder sehr flach schmeckende und riechende Öle lassen sich nur durch entsprechende Aufbereitungsschritte (Desodorierung) erreichen. Demnach ist zu vermuten, dass ein Öl ohne Geschmack und Geruch nicht mehr nativ ist, sondern mindestens desodoriert wurde.
Auch eine kräftige Färbung, die von den pflanzeneigenen Farbstoffen und fettlöslichen Vitaminen herrührt, gibt einen Hinweis auf einen schonenden Herstellungsprozess. Allerdings werden einigen extrahierten und raffinierten Speiseölen fettlösliche Vitamine, z. B. Vitamin A und E, nachträglich künstlich zugesetzt, da diese beim Aufbereitungsprozess verloren gegangen sind. Dadurch wird eine goldgelbe Färbung erreicht. Diese Vitaminisierung ist allerdings anhand der Zutatenliste erkennbar.

Sortenreinheit

Achten Sie darauf, dass Sie sortenreine Öle kaufen: Wenn die verwendete Ölsaat auf dem Etikett steht, dann können sie auch sicher sein, dass bei Sonnenblumenöl Sonnenblumenkerne verwendet wurden. Wenn jedoch lediglich ein Markenname angegeben ist, wird nicht deutlich, welche Öle und Fette verwendet wurden.

Verpackung

Während der Lagerung gilt es, genau wie bei der Herstellung auch, Licht und Luft (Sauerstoff) so weit wie möglich vom Öl fernzuhalten, da sie den Verderbprozess beschleunigen. Licht ist dabei sogar 1000-mal aggressiver als Sauerstoff. Klare Glas- und Kunststoffflaschen lassen Licht ungehemmt passieren und bieten keinerlei Schutz für das kostbare Öl. Je länger das Öl im Verkaufsregal dem Licht ausgesetzt ist, umso stärker fallen die Reaktionen des Öls aus: Jeder Lichtstrahl kann eine Kettenreaktion starten, bei der aus den Fettmolekülen Peroxide, freie Radikale, Aldehyde, Ketone und freie Fettsäuren entstehen. Freie Radikale sind aggressive, gesundheitsschädliche chemische Verbindungen, die unsere Zellen angreifen und schädigen können. Das Öl verliert seine gesundheitsfördernde Wirkung. Das gilt sowohl für zuvor extrahierte und raffinierte Öle, wie für native Speiseöle. Naturbelassene Öle sind aber aufgrund ihres hohen Anteils an natürlichen Antioxidantien oft besser geschützt.

Olivenöl stellt eine Ausnahme dar, da es hauptsächlich einfach ungesättigte Fettsäuren enthält, die relativ stabil sind. Hier ist eine klare oder grüne Flasche in einer typischen Form oft charakteristisch für das Erzeugungsgebiet und kann daher akzeptiert werden. Während grüne Glasflaschen das Öl besser schützen als klare, sind braune Flaschen als besser zu beurteilen. Völlig lichtundurchlässig sind nur Blechdosen, allerdings können hier Metallspuren in das Öl übergehen und als Katalysatoren die Oxidationsprozesse beschleunigen. Einen optimalen Schutz gegen Licht bietet z. B. ein Umkarton.

Wenig ist oft mehr

Es empfiehlt sich, hochwertige Öle in möglichst kleinen Mengen immer frisch einzukaufen. Der kleine Preisvorteil, den größere Verpackungseinheiten bieten, relativiert sich, wenn man die Verluste durch Verderb mit bedenkt. Hier gilt: Je mehr hochungesättigte Fettsäuren ein Speiseöl besitzt, umso kürzer ist die Haltbarkeit, umso kleiner sollte der Haushaltsvorrat sein.

Das Küchen-Einmaleins der Pflanzenöle

Wenn Sie nun Ihr gutes Speiseöl im Einkaufskorb nach Haus tragen, geht die Verantwortung für die Qualität Ihres Öls in Ihre Hände über. Wenn Sie die folgenden Tipps beherzigen, haben Sie Freude daran bis zum letzten Tropfen.

Lagerung

Pflanzenöle sind empfindlich

Grundsätzlich muss einmal festgestellt werden, dass Öle und Fette Nahrungsmittel mit begrenzter Haltbarkeit und keineswegs Konserven sind. Leider gilt außerdem, dass ein Öl umso empfindlicher ist, je höher der Anteil ernährungsphysiologisch wertvoller ungesättigter Fettsäuren ist. Diese Öle verderben schneller, umgangssprachlich spricht man von „ranzig werden".

Sind ranzige Öle gesundheitsschädlich?

Da schon geringe Spuren von nur wenigen Mikrogramm der Fettzersetzungsprodukte sich im Geruch und Geschmack bemerkbar machen, erscheint das Öl subjektiv bereits als ungenießbar, wenn es tatsächlich erst zum Teil verdorben ist. Man müsste sich also schon sehr überwinden, akut gesundheitsschädliche Mengen an verdorbenem Öl zu sich zu nehmen.

Ausschluss von Licht und Luft

Wie schon im Handel, muss das Öl auch während der Lagerung im Haushalt möglichst gegen Licht und Luft geschützt werden. Das einmal geöffnete Speiseöl sollte immer gut verschlossen werden, um den weiteren Sauerstoffzutritt zu verhindern. Außerdem sollte man es möglichst lichtgeschützt aufbewahren. Dafür eignet sich ein geschlossener Schrank oder noch besser der Kühlschrank, denn dort ist es dunkel und kühl, was für die Haltbarkeit sehr förderlich ist.

Auch das Olivenöl sollte lichtgeschützt aufbewahrt werden, obwohl es durch seine hauptsächlich einfach ungesättigten Fettsäuren relativ stabil ist. Am besten steht es im Schrank, denn im Kühlschrank gelagert flockt es aus und wird fest, was zwar der Qualität keinen Abbruch tut (bei

Zimmertemperatur wird es nach einer Weile wieder flüssig), aber die sofortige Verfügbarkeit einschränkt.

Haltbarkeit von Ölen im Haushalt

Einige Anhaltspunkte für die Haltbarkeitsdauer einmal angebrochener Flaschen bei sachgerechter Lagerung:

- Leinöl sollte nach dem Öffnen in ca. 4 Wochen aufgebraucht werden. Man kann davon ausgehen, dass Leinöle, die nicht unter Licht- und Sauerstoffausschluss hergestellt und verpackt wurden, sehr viel kürzer haltbar sind.
- Sonnenblumen-, Distel-, Sesamöl und Öle ähnlicher Fettsäurezusammensetzung sind nach dem Öffnen ca. 3 Monate haltbar.
- Olivenöl ist ca. 9 Monate nach dem Öffnen haltbar
- Bei Kokos- und Palmfett gilt das auf der Verpackung angegebene Mindesthaltbarkeitsdatum. Bei dieser Art Fett hat das Anbrechen keine Bedeutung. Aufgrund des hohen Anteils gesättigter Fettsäuren ist es sehr stabil.

Verwendung in der Küche

Vielfältige Öle für vielfältige Zwecke

Wenn man sich jetzt etwas eingehender mit dem Thema Speiseöle und Fette beschäftigt hat, wird einem klar, dass es kein Allround-Fett für alle Verwendungszwecke in der Küche geben kann. Je nachdem, ob Speisen gekocht, gedünstet, im Topf geschmort, in der Fritteuse ausgebacken werden, als Kuchen gebacken oder als Salate angemacht werden, das zugefügte Fett oder Öl ist immer unterschiedlichen Hitzegraden ausgesetzt. Entscheidend ist nicht nur die unterschiedliche Konsistenz der Fette, die je nach Anwendung in der Küche geeignet oder weniger geeignet ist. Vor allem ist ihre Fettsäurezusammensetzung ausschlaggebend dafür, ob das Öl oder Fett bei einer Verwendung stabil bleibt, oder zu empfindlich ist. Ferner ist es wichtig, einerseits zwischen Streichfetten, die Wasser enthalten, wie z. B. Butter oder Margarine, andererseits reinen Fetten, wie Kokos- und Palmfett, zu unterscheiden. Und nicht zuletzt spielen auch ernährungsphysiologische und kulinarische Aspekte eine große Rolle.
Welche Öle oder Fette sind bei welchen Zubereitungsformen geeignet?

Kalte Küche

Hier sollten wir auf jeden Fall native Öle mit einem hohen Anteil an ungesättigten Fettsäuren verwenden, um deren ernährungsphysiologischen Wert zu nutzen. Distelöl, Sonnenblumenöl, Rapsöl, Sojaöl, Sesamöl, Maiskeimöl und vor allem Lein- und Hanföl sind hier die erste Wahl.

Extra-Tipp: Man kann diese wertvollen Öle nicht nur für die Zubereitung von Salat oder Rohkost verwenden, sondern auch nach dem eigentlichen Kochvorgang zur Nahrungsergänzung an die Speisen geben, um unseren Organismus mit den so wichtigen essentiellen Fettsäuren und fettlöslichen Vitaminen zu versorgen.

Dünsten

Kochen, Dünsten und Schmoren sind Zubereitungsarten, bei denen genügend Flüssigkeit zum Verdampfen vorhanden ist. Dabei steigt die Temperatur des Öls nicht über 100 °C. Alle oben genannten Öle, und selbstverständlich Olivenöl, können deswegen problemlos verwendet werden.

Braten, Frittieren, Grillen

Beim Braten und Frittieren werden Temperaturen von bis zu 200 °C; beim Grillen sogar an der Oberfläche bis zu 250 °C erreicht. Diese Zubereitungsarten sind die heikelsten Einsatzbereiche für Öle und Fette. Hier sollte man die oben genannten Öle, die reich an mehrfach ungesättigten Fettsäuren sind, definitiv nicht verwenden, da diese in Anwesenheit von Sauerstoff und Hitze zerstört oder chemisch verändert würden. Welchen Sinn würde es auch machen, bei der Pressung auf möglichst niedrige Temperaturen zu achten, um das Öl anschließend in der Küche hohen Temperaturen auszusetzen?
Genauso fraglich ist es, für die hohen Temperaturbereiche extrahierte und/oder raffinierte Fette zu verwenden, wie manchmal zu hören ist „weil man da ja nichts kaputtmachen kann". Das stimmt allerdings, man kann nichts mehr „kaputtmachen", was nicht schon durch den Herstellungsprozess zerstört wurde. Der häufig in diesem Zusammenhang genannte „Rauchpunkt" hilft einem da auch nicht weiter. Wenn ein Öl raucht, hat es meistens Temperaturen von 200 °C und mehr erreicht. Der

Anteil an ungesättigten Fettsäuren hat keinen Einfluss auf die Höhe des Rauchpunkts, aber diese Temperaturen sind für diese Fettsäuren schädlich. Für das Braten oder Frittieren sollte man deshalb ein Öl oder Fett wählen, das hauptsächlich aus gesättigten Fettsäuren besteht, wie z. B. Kokos- und Palmfett. Die gesättigten Fettsäuren sind chemisch viel weniger aktiv. Sie sind deswegen viel stabiler unter Einwirkung von Hitze, Licht und Sauerstoff (vgl. auch S. 24).

Butter und Margarine sind weder zum Braten noch Frittieren geeignet, da Butter verbrennt und die ungesättigten Fettsäuren in der Margarine genauso empfindlich gegen hohe Temperaturen sind, wie die dementsprechenden Öle, aus denen sie hergestellt wurden. Außerdem enthalten beide ca. 20 % Wasser, das bei hohen Temperaturen spritzt.

Backen

Zum Backen sind Butter und Margarine allerdings sehr gut geeignet, da die Temperatur im Innern des Gebäckstücks durch die Anwesenheit von Wasser wie beim Dünsten auch nicht über 100 °C ansteigt. Zum Einfetten der Backformen und Bleche sollte man wiederum Kokos- oder Palmfett verwenden.

Rezepte

Vegetarisches Schmalz

- Eine klein geschnittene Zwiebel in einem EL Kokosfett dünsten bis sie Farbe angenommen hat.
- Herd ausschalten und 200 g Kokosfett mit in der heißen Pfanne schmelzen lassen. Mit Kräutern, z. B. Thymian und Kümmel, und Salz und Pfeffer nach Geschmack würzen.
- Wenn die Mischung nur noch lauwarm ist, 100 ml Leinöl dazugeben und alles in ein Glas mit Deckel umfüllen. Während des Abkühlens immer wieder umrühren, damit die Mischung homogen wird.
- Hält sich ca. 3 Wochen, im Kühlschrank aufbewahren. Geeignet als herzhafter Brotaufstrich, aber auch z. B. zu gedünsteten Gemüse.

Selbstgemachte vegane Margarine

- 1 EL Lezithin-Granulat (z. B. aus dem Reformhaus) in 30 ml Wasser ca. 1 Std. quellen lassen.
- 150 g Kokosfett schmelzen lassen, wenn es lauwarm ist mit 100 ml Leinöl, einer Prise Salz und dem Lezithin mit dem Handrührer vermischen, bis eine homogene Flüssigkeit entstanden ist.
- Zum Schluss 45 g eisgekühltes Wasser unterrühren bis die Masse fest wird.
- Im Kühlschrank ca. eine Woche haltbar.

Ghee

Eigentlich ist das Ghee das aus der Mode gekommene Butterschmalz unserer Urgroßmütter. Streng genommen gehört es damit nicht in dieses Buch über Pflanzenöle, da dieses Rezept bei meinen Seminarteilnehmerinnen aber sehr beliebt ist, soll es auch hier aufgenommen werden. Zu einer Zeit, als noch nicht jeder Haushalt über einen Kühlschrank verfügte, war die Herstellung von Butterschmalz die beste Methode, um die Butterschwemme des Sommers länger lagern zu können. Außerdem wurde früher insgesamt mehr mit (meist selbst erzeugten) tierischen Fetten gekocht und gebacken. Mit dem populär Werden der indischen Koch- und aryurvedischen Heilkunst kehrte das gute „alte" Butterschmalz in unsere Küchen zurück.

Die Herstellung ist ganz einfach:

- Frische Butter in einen Topf mit dickem Boden geben, bei mittlerer Hitze schmelzen und langsam zum Köcheln bringen.
- Wenn die flüssige Butter schäumt und Blasen bildet, die Hitze reduzieren und ca. 15 Minuten weiter köcheln lassen, bis sich ein brauner Bodensatz (aus Milcheiweiß und -zucker) bildet und kein Dampf (Butter enthält ca. 20 % Wasser) mehr aufsteigt.
- Nun das flüssige Butterfett durch einen Kaffeefilter in ein Schraubglas umfüllen, fertig!

Ghee hält sich im Kühlschrank mehrere Monate, wenn es immer mit einem sauberen Löffel entnommen wird. Es ist viel höher erhitzbar als Butter und gibt gebratenen Gerichten wie z. B. Bratkartoffeln einen wunderbaren Geschmack.

Süße Kokos-Kakao-Creme

- 100 g Kokosfett VCO schmelzen lassen, noch warm mit 10 g schwach entöltem Bio-Kakaopulver, 20 g flüssigem Honig, 20 g Leinöl, 1 Prise Salz, 1 Prise Vanillepulver verrühren.
- Creme in ein Glas mit Deckel umfüllen und abkühlen lassen. Damit sie sich gut streichen lässt, rechtzeitig aus dem Kühlschrank nehmen.

Statt Honig kann auch ein anderes flüssiges Süßungsmittel, wie Ahornsirup, Reissirup, o. Ä., genommen werden. Wer es knackig mag, gibt geröstete Nussstückchen in die Masse.

Steinpilzpesto mit Walnussöl

- 20 g getrocknete Steinpilze mit 200 ml kochendem Wasser übergießen und ca. 30 Minuten quellen lassen.
- Dann abgießen und in einen Mixer mit einer geschälten Knoblauchzehe, 40 g geriebenem Parmesan, etwas abgezupfter Blattpetersilie und 6 EL Walnussöl pürieren, bis eine homogene Masse entstanden ist. Mit Salz und Pfeffer abschmecken.

Eignet sich als Brotaufstrich oder verdünnt mit etwas Nudelwasser zu Pasta.

Schneller Pizza-Teig (Quark-Öl-Teig) (für 2 Personen)

- 300 g Mehl, 150 g Magerquark, 6 EL Olivenöl, 1 Päckchen Backpulver, ½ TL Salz gut verkneten. Sollte der Teig zu fest sein, noch etwas Wasser zugeben.
- Auf einer bemehlten Arbeitsfläche ausrollen und nach Wunsch belegen.
- Auf der 2. Einschubleiste von unten, im vorgeheizten Ofen bei 220 °C etwa 30 Min. backen.

Muffins (Grundrezept für 12 Stück)

- Backofen auf 180 °C vorheizen. Muffinform einfetten oder mit Papierförmchen auslegen.
- 250 g Mehl und 2 TL Backpulver mischen.
- 2 Eier, 250 g Joghurt, 100 g Zucker, 1 Prise Salz und 75 ml Mandelöl mit dem Mixer verquirlen und dann zügig die Mehlmischung unterrühren.
- Teig in die Förmchen füllen und im Backofen auf mittlerer Schiene ca. 25 Minuten backen.
- 10 Minuten im Blech ruhen lassen, dann auf einem Kuchengitter auskühlen lassen.

Dieses Rezept kann variiert werden, z. B. mit 250 g Obst, oder auch herzhaft, dann den Zucker weglassen und stattdessen mehr Salz und z. B. 200 g gewürfelten Käse oder Gemüse hinzufügen.

Gesundheit und Schönheit von innen und außen

Öle als Nahrungsergänzung

Die wenigsten Menschen ernähren sich ausgewogen und vollwertig. Das trifft auch auf die Aufnahme von verschiedenen Fetten zu. Aufgrund der wichtigen Rolle, die bestimmte Fette für unsere Gesundheit haben, ist deshalb eine gezielte Nahrungsergänzung häufig sinnvoll. An erster Stelle sind dabei die essentiellen Omega-3-Fettsäuren (aus z.B. Leinöl) zu nennen, die in den meisten Lebensmitteln nicht vorhanden sind. Aber auch eine Aufnahme von bestimmten Ölen, die reich an den hochgradig ungesättigten Fettsäuren GLA, DHA oder EPA sind, steigert häufig das Wohlbefinden. Dabei geht es darum, auf natürlichem Wege einen eventuellen Mangel in unserer Ernährung und folglich auch im Stoffwechsel auszugleichen. Zusätzlich lassen sich die in naturbelassenen Pflanzenölen enthaltenen wichtigen Fettbegleitstoffe, wie z.B. die fettlöslichen Vitamine A und E, Lezithin und Phytosterine, vielfältig therapeutisch nutzen.

Ölziehen

Ölziehen ist eine so wunderbare Reinigungsmethode für den gesamten Mundraum, dass man es zu einer morgendlichen Routine werden lassen sollte. In der Traditionellen Chinesischen Medizin (TCM) und in der indischen Heilkunde (Ayurveda) ist es zur Gesundheitspflege schon lange gebräuchlich.

So wird's gemacht: Als Erstes morgens nach dem Aufstehen nimmt man 1 EL gutes, kaltgepresstes Bio-Öl in den Mund – ob Sonnenblumen-, Oliven- oder Sesamöl bleibt dem persönlichem Geschmack überlassen. Jetzt wird das Öl ca. 5 Minuten im Mund und zwischen den Zähnen geschlürft und bewegt, wie bei einer ausgedehnten Weinprobe. Nicht verschlucken, sondern danach ausspucken, am Besten in den Biomüll. Anschließend den Mund mit warmen Wasser gründlich nachspülen.

Öl ist ein natürliches Lösungsmittel, und auf diese Art können die über Nacht in der Mundhöhle abgelagerten Stoffe und Bakterien zum Großteil vom Öl aufgenommen und anschließend entsorgt werden.

Probieren Sie es unbedingt aus, nach einiger Zeit wollen Sie dieses reine Mundgefühl nicht mehr missen!

Öle zur Hautpflege

Fast alle Hautpflegeprodukte wie Cremes und Lotionen enthalten Öle und Fette. Auch hier gilt das gleiche wie für Lebensmittel. Konventionelle Produkte bestehen meist aus Erdölprodukten oder denaturierten, extrahierten, raffinierten Pflanzenfetten. Wenn ich solche Produkte als Nahrungsmittel meide, warum bin ich dann bereit, sie mir auf die Haut zu „schmieren"?

Die meisten naturbelassenen Pflanzenöle können auch als Körper- und Massageöle verwendet werden. Die sogenannten „fetten Öle", (als Unterscheidung zu ätherischen Ölen), machen die Haut glatt, weich und geschmeidig. Im Gegensatz zu Erdölabkömmlingen (Mineralöl), ziehen Pflanzenöle in die oberen Hautschichten ein und können somit die Hautfunktion von innen aktivieren. Im Allgemeinen werden Pflanzenöle mit eher schwachem eigenem Geruch, wie z. B. Mandel- oder Sesamöl bevorzugt. Mit etwas ätherischem Öl nach Wahl „aromatisiert", kann man sich wunderbare Hautpflegeprodukte selbst herstellen.

Auch einige Naturkosmetikfirmen bieten Massage- oder Körperöle und Cremes an mit hochwertigen, kaltgepressten Pflanzenölen aus kontrolliert biologischem Anbau als Basis. So werden die wertvollen Fette im wahrsten Sinne des Wortes zur „Nahrung für die Haut".

Ganzheitlich betrachtet überrascht es nicht, dass viele therapeutisch eingesetzte Pflanzenöle am besten wirken, wenn sie sowohl innerlich als auch äußerlich verwendet werden. Borretsch- und Nachtkerzenöl sind z. B. bei trockener, irritierter Haut oder Schwarzkümmelöl bei der Allergiebehandlung am wirkungsvollsten, wenn die Öle sowohl auf die Haut aufgetragen und gleichzeitig als Nahrungsergänzung eingenommen werden.

Die Vielfalt der Pflanzenöle und -fette

Die Natur hat verschiedenste Saaten und Früchte hervorgebracht, die sich zur Ölgewinnung eignen. Das Interessante daran ist, dass kein Öl dem anderen gleicht, und die Fettsäurezusammensetzungen stark variieren. Demzufolge können die Öle auch zu unterschiedlichen Zwecken verwendet werden (Tab. 3).
Auf den folgenden Seiten werden die Speiseöle und -fette nach der Fettsäurezusammensetzung und ihren Verwendungsmöglichkeiten unterteilt. Dabei wird vorausgesetzt, dass es sich bei den Ölen um native, hochwertige Speiseöle aus kontrolliert biologischem Anbau handelt. Nur bei diesen Ölen kann aufgrund der schonenden Herstellung gewährleistet werden, dass die Fettsäuren unverändert vorliegen, und die wertvollen Vitamine und Fettbegleitstoffe noch vorhanden sind.

Pflanzenfette in der Ernährung

Fette mit vorwiegend gesättigten Fettsäuren

Durch einen hohen Schmelzpunkt sind Fette mit vorwiegend gesättigten Fettsäuren fest und unterscheiden sich dadurch von den flüssigen Ölen. Diese Fette behalten auch bei Zimmertemperatur ihre festere Konsistenz. Häufig findet man Fette mit gesättigten Fettsäuren in Form von gehärteten Fetten im Supermarkt. Diese Fette beinhalten oft Trans-Fettsäuren. Die Ausnahme bilden die biologischen Fette im Naturkosthandel, die nicht gehärtet werden.

Welche Fette haben vor allem gesättigte Fettsäuren?
Hierzu zählen alle Brat- und Frittierfette tropischen, pflanzlichen Ursprungs, z. B. Kokos und Palmfett.
Natürlich zählen auch tierische Fette wie z. B. Butter, Schmalz oder Rindertalg dazu.

Welche Wirkung wird den Fettsäuren zugeschrieben?
Kurz- und mittelkettige gesättigte Fettsäuren: Diese Fettsäuren dienen vor allem als Energiequelle für den Körper. Bei einem Überangebot wer-

Tab. 3: Sortenvielfalt bei Pflanzenölen und -fetten. Die Werte stammen aus internen Messungen und Spezifikationen verschiedener Firmen. Die durchschnittliche Fettsäurezusammensetzung kann je nach Herkunft und Sorte erheblich schwanken.

Sorte	Fettsäurenzusammensetzung (FS) in % des Gesamtfettgehaltes					Bevorzugte Verwendung	
	Gamma-Linolens. (GLA)	3-fach unges. FS	2-fach unges. FS	1-fach unges. FS	Gesättigte Fettsäuren	Ernährung	Hautregeneration
Aprikosenkernöl			25	65	10		Kosmetik
Avocadoöl			10	70	20		Hautpflege
Borretschöl	20		37	28	15	Nahrungsergänzung (GLA)	Hautpflege
Distelöl			75	13	12	Salat, Dünsten (omega-6)	Hautgeneration
Distelöl high oleic			27	62	11	Braten, Frittieren	
Erdnussöl			29	53	18	Salat, Dünsten	
Hagebuttenkernöl		35	44	14	7	Nahrungserg. (omega-3)	Hautpflege
Hanföl	3	19	56	12	10	Nahrungserg. (omega-3)	Hautgeneration
Haselnussöl			13	78	9	Würzen	Hautpflege
Kokosfett			2	6	92	Braten, Backen, Frittieren	Hautpflege
Kürbiskernöl		2	51	32	15	Nahrungserg., Abschmecken	
Leinöl		57	14	19	9	Nahrungserg. (omega-3)	
Macadamianussöl			4	80	16	Braten, Abschmecken	
Maiskeimöl			59	24	17	Salat, Dünsten	Hautpflege
Mandelöl			22	67	11	Abschmecken	
Nachtkerzenöl	10		75	7	8	Nahrungserg. (GLA)	Hautpflege
Olivenöl			8	76	16	Salat, Dünsten, Braten	Hautregeneration
Palmfett (Stearin)			6	34	60	Braten, Frittieren	
Rapsöl		10	25	60	5	Salat, Dünsten	
Schwarzkümmelöl			57	23	20	Nahrungsergänzung	
Sesamöl			45	42	13	Salat, Dünsten	Hautpflege
Sojaöl		8	54	22	16	Salat, Dünsten	Hautpflege
Sonnenblumenöl			65	23	12	Salat, Dünsten	Hautpflege
Sonnenbl. high oleic			15	80	5	Braten	
Traubenkernöl			72	20	8	Salat, Dünsten	
Walnussöl		7	60	20	13	Salat, Abschmecken	
Weizenkeimöl		8	56	18	18	Nahrungserg. (Vit E)	Hautregeneration

den sie in Depotfett umgewandelt. Für Menschen mit gestörter Fettresorption, z. B. durch Bauchspeicheldrüsen- oder Leberleiden, sind diese Fettsäuren sogar lebensnotwendig. Sie können ohne vorherige Aufspaltung im Darm resorbiert werden (s. auch „Kokosöl", S. 25).
Langkettige gesättigte Fettsäuren: Für den Organismus sind diese Fettsäuren einerseits notwendig, z. B. zum Aufbau der Zellmembranen, andererseits stellen sie für die Gesundheit einen Risikofaktor dar. So werden diese gesättigten Fettsäuren u. a. für die Arteriosklerose mitverantwortlich gemacht (s. auch „Reizthema Cholesterin, S. 15). Außerdem werden sie bei Überangebot aus der Nahrung in Fettdepots umgewandelt (s. „Gesättigte Fettsäuren als Fettdepot", S. 27).

Wie kann ich diese Fette verwenden?
Fette mit gesättigten Fettsäuren können problemlos für alle Gerichte verwendet werden, bei denen Hitze mit im Spiel ist, da diese Fettsäuren sehr stabil gegenüber hohen Temperaturen sind. Die Fette sind also hervorragend zum Braten, Backen und Frittieren geeignet.

Öle mit vorwiegend einfach ungesättigten Fettsäuren (Omega-9-Fettsäuren)

Sobald ein höherer Anteil ungesättigter Fettsäuren mit im Spiel ist, werden die Fette bereits bei Zimmertemperatur flüssig. Öle, die besonders viele einfach ungesättigte Fettsäuren aufweisen, sind vielseitig in der Küche einsetzbar.

Welche Öle haben vor allem einfach ungesättigte Fettsäuren?
In diese Kategorie von Ölen fällt vor allem das Olivenöl mit ca. 75 % der einfach ungesättigten Ölsäure. Weitere Öle mit viel Ölsäure sind Haselnussöl (78 %) und Rapsöl (60 %). Im Naturkosthandel werden auch Öle mit hohem Ölsäureanteil („high oleic"), vor allem Sonnenblumen- und Distelöl, angeboten, deren Fettsäurezusammensetzung durch Züchtung verändert wurde. Die betreffenden Hersteller bieten diese Öle zum Braten an, wofür sich Sonnenblumen- und Distelöl in ursprünglicher Form nicht eignen. Ob dieses Angebot angesichts der Sortenvielfalt von natürlichen Speiseölen erforderlich ist, sei dahingestellt.

Welche Wirkung wird diesen Fettsäuren zugeschrieben?

Einfach ungesättigte Ölsäure: Auffällig ist, dass in den Mittelmeerländern, in denen Olivenöl bevorzugt verwendet wird, weniger Herz-Kreislauf-Leiden als in gemäßigten Breiten auftreten. Die Ölsäure, die im Olivenöl ca. 75 % des Gesamtölgehaltes ausmacht, wird mit dafür verantwortlich gemacht, dass sich Herzerkrankungen und hoher Blutdruck dort nicht so häufig einstellen wie anderswo. Ob dieses Phänomen alleine auf das Olivenöl zurückzuführen ist, bleibt fraglich. Ölsäure wirkt auch senkend auf den Cholesterinspiegel.

Wie kann ich diese Öle verwenden?

Da die Ölsäure durch nur eine Doppelbindung noch relativ hitzebeständig ist, können Olivenöl und andere Öle mit vor allem einfach ungesättigten Fettsäuren nicht nur zum Dünsten, sondern auch zum mäßigen Braten verwendet werden. Allerdings wandeln sich die ungesättigten Fettsäuren bei zu hohen Temperaturen über längere Zeit auch in Trans-Fettsäuren um. Außerdem ist es paradox, ein kaltgepresstes Olivenöl zum heiß Braten zu verwenden. Öle wie Olivenöl eignen sich klassisch vor allem zum Anrichten von Salaten und für alle Gerichte der mediterranen Küche.

Übrigens: Ölsäurehaltige Öle wie das Olivenöl eignen sich auch sehr gut zur Hautpflege bei beanspruchter Haut.

Öle mit vorwiegend zweifach ungesättigten Fettsäuren (Omega-6-Fettsäuren)

Öle mit einem höheren Anteil an zweifach ungesättigten Fettsäuren sind besonders wertvoll für die Gesundheit und können vielseitig in der Küche eingesetzt werden.

Welche Öle haben vor allem zweifach ungesättigte Fettsäuren?

Der Klassiker dieser Kategorie ist das Distelöl, das mit ca. 75 % den höchsten Anteil an der zweifach ungesättigten essentiellen Linolsäure hat. Das Sonnenblumenöl folgt dicht mit ca. 65 %. Aber auch Maiskeimöl mit 59 %, Kürbiskernöl (51 %), Walnussöl (60 %) und Sesamöl (45 %) weisen bedeutsame Anteile an Linolsäure auf.

Die „high oleic" Sorten des Distel- und Sonnenblumenöls haben nur reduzierte Linolsäuregehalte und fallen daher nicht in diese Gruppe der Speiseöle.

Welche Wirkung wird diesen Fettsäuren zugeschrieben?
Die Linolsäure ist eine von zwei essentiellen Fettsäuren, die der Körper nicht selbst herstellen kann, aber für seinen Stoffwechsel benötigt. Ohne Linolsäure ist der menschliche Organismus nicht lebensfähig. Linolsäure spielt bei vielfältigen Prozessen eine Rolle. So ist Linolsäure z. B. eine Vorstufe der Prostaglandine und dadurch mitbestimmend z. B. für ein intaktes Immunsystem (s. auch Hochgradig ungesättigte Fettsäuren, S. 31).

Wie kann ich diese Öle verwenden?
Durch den hohen Anteil an der zweifach ungesättigten Linolsäure sind Speiseöle wie Distel- und Sonnenblumenöl nicht so stabil bei Einwirkung von Licht, Luft und Hitze wie z. B. das Olivenöl. Dennoch können auch sie zum schonenden Dünsten von Gemüse und anderen Gerichten verwendet werden, solange höhere Temperaturen vermieden werden. Ideal sind diese Öle natürlich für Salatdressings. Diesen geben besonders Kürbis-, Walnuss- und Sesamöl besondere Noten. Letzteres eignet sich auch hervorragend für exotische Gerichte.

Öle mit vorwiegend dreifach ungesättigten Fettsäuren (Omega-3-Fettsäuren)

Speiseöle, die neben der zweifach ungesättigten Linolsäure auch dreifach ungesättigte Fettsäuren enthalten, sind eine kostbare Rarität unter den Speiseölen. Sie sind besonders empfindlich gegenüber Licht, Luft und Hitze und sollten sehr bewusst in der Küche eingesetzt werden.

Welche Öle haben dreifach ungesättigte Fettsäuren?
Zu den wenigen Ölen mit dreifach ungesättigten Fettsäuren gehört vor allem das Leinöl mit einem besonders hohen Anteil an der Omega-3-Fettsäure Linolensäure (58 %). Mit großem Abstand folgt das Hanföl mit 20 % Linolensäure. Allerdings enthält Hanföl die im Pflanzenreich äußerst seltene Gamma-Linolensäure und zusätzlich noch einen hohen

Anteil an Linolsäure (56 %). Hanföl ist dadurch mit zusammen 80 % besonders reich an mehrfach ungesättigten Fettsäuren. Auch Kürbiskern-, Soja-, Raps-, Walnuss- und Weizenkeimöl enthalten einen Anteil an Linolensäure (vgl. Tab. 3, S. 71).

Welche Wirkung wird den dreifach ungesättigten Fettsäuren zugeschrieben?

Neben der Linolsäure ist Linolensäure die zweite essentielle Fettsäure, ohne die der Körper nicht lebensfähig wäre. Linolensäure ist für eine Vielzahl von Stoffwechselprozessen unersetzlich. Der Sauerstofftransport im Blut, die Gehirnentwicklung von Kindern und die Heilung von Entzündungen sind Beispiele für Vorgänge, bei denen diese Fettsäure eine wesentliche Rolle spielt.

Die noch seltenere Gamma-Linolensäure aus dem Hanföl ist für den Hormonhaushalt lebensnotwendig, kann aber vom gesunden Organismus selbst aus Linolsäure hergestellt werden. Bei Hauterkrankungen wie z. B. Neurodermitis sind positive Wirkungen festgestellt worden.

Wie kann ich diese Öle verwenden?

Mit dem hohen Anteil an mehrfach ungesättigten Fettsäuren dürfen die kostbaren Öle nicht erhitzt werden. Sie müssen an einem kühlen, dunklen Ort aufbewahrt werden, um ihre gesundheitsfördernde Wirkung zu behalten. Besonders eignen sich diese Öle als Nahrungsergänzung, d. h. zur Anreicherung des Essens mit den seltenen essentiellen Fettsäuren. Leinöl kann z. B. hervorragend nach dem Kochen auf die Gerichte gegeben werden und verfeinert zusätzlich zum Gesundheitswert auch das Aroma der Speisen. Hanföl mit seinem etwas intensiveren Geschmack kann auch gut mit einem milderen Öl, z. B. Sonnenblumenöl, gemischt werden.

Pflanzenöle als Heilmittel

Obwohl sich die Grenze zwischen Ölen als Nahrungs- oder als Heilmittel eigentlich nicht ziehen lässt, werden doch bestimmte „Spezialöle" seit Generationen in den verschiedensten Kulturkreisen auch als Therapeutikum eingesetzt. In heutiger Zeit werden immer mehr dieser naturheilkundlichen Mittel von der Wissenschaft in ihrer Wirkung bestätigt. Welche Öle zählen zu diesen natürlichen Heilmitteln?

Borretschöl

Was zeichnet das Öl aus?
Das Öl wird aus dem Samen der Borretschpflanze, bei uns auch als „Gurkenkraut" bekannt, gepresst. Das Besondere an diesem Öl ist, dass es in sehr hoher Konzentration, nämlich bis zu 24 %, Gamma-Linolensäure (GLA) enthält. Diese hochungesättigte Fettsäure kann von den meisten Menschen im Organismus aus der essentiellen Linolsäure hergestellt werden. Allerdings gibt es anscheinend sowohl erblich bedingte, wie auch durch mangelhafte Ernährung und Umweltfaktoren ausgelöste Zustände, die bei manchen Menschen diesen Umbau ganz oder teilweise unmöglich machen.

Welche Wirkung wird diesem Öl zugeschrieben?
Da GLA eine wichtige Vorstufe für viele Hormone in unserem Körper darstellt, kann sich eine Nahrungsergänzung mit Borretschöl auf viele Beschwerden positiv auswirken. Borretschöl:
- hilft bei Beschwerden, die bei Frauen mit dem Hormonhaushalt zusammenhängen: Dazu gehören z. B. Prämenstruelles Syndrom (PMS), Beschwerden in den Wechseljahren oder Depressionen während und nach der Schwangerschaft,
- hilft bei chronischen Hauterkrankungen, z. B. Neurodermitis,
- wirkt unterstützend bei der Senkung des Cholesterinspiegels,
- hat einen positiven Einfluss bei überaktiven Kindern,
- unterstützt bei der Stärkung des Immunsystems.

Auch in der Hautpflege ist dieses Öl sehr hilfreich: Gemischt mit einem Basisöl im Verhältnis 1 : 5, lindert Borretschöl viele Beschwerden, z. B. Juckreiz bei Neurodermitis, und regeneriert die Haut. Borretschöl ist aufgrund seines hohen Anteils an mehrfach ungesättigten Fettsäuren sehr leicht verderblich, und wird deswegen überwiegend in Kapselform angeboten. Achten Sie beim Kauf darauf, dass das Öl frei von Pyrrolizidinalkaloiden ist.

Nachtkerzenöl

Was zeichnet das Öl aus?
Dieses Öl wird aus dem Samen der Nachtkerze, einer auch bei uns verbreiteten Blütenpflanze, gewonnen und enthält ca. 72 % Linolsäure und 9 % Gamma-Linolensäure.

Welche Wirkung wird diesem Öl zugeschrieben?
Sein Wirkungsspektrum als Nahrungsergänzung und Hautpflegemittel ist vergleichbar mit Borretschöl.

Schwarzkümmelöl

Was zeichnet das Öl aus?
Das kräftige, aromatische Öl aus dem Samen des Schwarzkümmels enthält ca. 55 % Linolsäure und nur Spuren von Gamma-Linolensäure. Das Fettsäuremuster ist also vergleichbar zu anderen pflanzlichen Speiseölen.

Welche Wirkung wird diesem Öl zugeschrieben?
Die Besonderheit dieses Öls liegt in seinem vergleichsweise hohen Gehalt an ätherischen Ölen mit einer positiven Wirkung auf den Verdauungstrakt und die Atmungsorgane. Es soll außerdem harmonisierend auf das Immunsystem wirken und somit insbesondere bei Allergien ein erfolgreiches Therapeutikum sein.

Weizenkeimöl

Was zeichnet das Öl aus?
Weizenkeimöl ist eine große Kostbarkeit, was sich auch in seinem Preis ausdrückt. Es wird aus den winzigen Keimlingen des Weizenkorns gewonnen, die bei der Vermahlung zu Auszugsmehl anfallen.
Weizenkeimöl enthält viel Linolsäure (ca. 56 %).

Welche Wirkung wird dem Öl zugeschrieben?

Neben den bereits beschriebenen Wirkungen der Omega-3- und 6-Fettsäuren ist das Besondere an Weizenkeimöl sein außergewöhnlich hoher Gehalt an natürlichem Vitamin E. Eigentlich handelt es sich dabei nicht um ein einzelnes Vitamin, sondern um eine ganze Reihe von Verbindungen mit Vitamincharakter, die sogenannten „Tocopherole". Dieses Wort setzt sich aus zwei griechischen Begriffen zusammen: tocos = Geburt, Nachkomme und „pherein" = tragen, zusammen heißt es also „Geburtsträger". Dieser Name weist auf die Bedeutung der Tocopherole für die Erhaltung der Fruchtbarkeit hin. Vielleicht wird Vitamin E deswegen heute vielfach für die Kleinkindernährung empfohlen? Leider gibt es bis heute nur minimale Mengen an Weizenkeimöl aus kontrolliert biologisch angebautem Getreide. Wenn man sich vorstellt, dass ca. 40 kg Weizenkeime gepresst werden müssen, um 1 kg Öl zu gewinnen, und diese aus 20 Tonnen Weizenkörnern stammen, weiß man, wie kostbar dieses Öl ist!
Äußerlich zur Hautpflege verwendet, beugt Weizenkeimöl, im Verhältnis 1 : 9 mit anderen Ölen gemischt, vorzeitiger Hautalterung vor.

Achtung: Diese kostbaren Öle eignen sich nur zum Teil für die klassische Verwendung in der Küche. Mit ihren speziellen Wirkungen können sie je nach Öl gezielt zur Nahrungsergänzung oder Hautpflege eingesetzt werden. Bei diesen Ölen gilt auch wieder: Weniger ist mehr. Öle, die ätherische Öle enthalten, sollten z. B. eher sparsam eingesetzt werden. Außerdem sollte vor einer Selbsttherapie immer der Rat eines erfahrenen Therapeuten eingeholt werden.

Pflanzenöle von A–Z

Antioxidantien → S. 14
Stoffe, die vor Oxidation schützen. Natürliche Antioxidantien in Speiseölen sind z. B. die Vitamine A und E, die das Öl vor Verderb durch Sauerstoff aus der Luft und Licht schützen, bis sie aufgebraucht sind.

Cholesterin → S. 15
Fettähnliche Substanz, die in allen tierischen und menschlichen Organen und Geweben vorkommt, nicht aber in pflanzlichen Lebensmitteln. Grundbestandteil der Gehirnzellen und Baustein von Hormonen. Der Körper kann Cholesterin selbst bilden. Bei gestörter Regulierung im Körper führt ein erhöhter Cholesterinspiegel zu Ablagerungen in den Gefäßen, weswegen Cholesterin kontrovers diskutiert wird.

Cis-Fettsäure → S. 37
Ursprüngliche Molekülstruktur von ungesättigten Fettsäuren. In der Cis-Form liegt die Fettsäurekette in gekrümmter Struktur vor, in der Trans-Form dagegen in gestreckter Form. Dadurch verändert sich ihre Funktionalität in unserem Körper vollständig.

Desodorierung → S. 45
Behandlung von Speiseölen mit Wasserdampf („Dämpfung") bei Temperaturen bis zu 250 °C während eines Zeitraumes von einer bis zu mehreren Stunden, um unerwünschte Geruchs- und Geschmacksstoffe zu entfernen.

Dünsten → S. 62
Garen in wenig Flüssigkeit mit Hilfe von etwas Fett bzw. Speiseöl. Diese Zubereitungsart eignet sich besonders für Gemüse, aber auch für Fisch und Obst.

Erste Pressung → S. 52
Herstellungsangabe ohne Aussage über die Qualität eines Öles, da keine Informationen über mögliches Erhitzen oder Vor- und Nachbehandlungen vorliegen. Die einzige Ausnahme bilden die EU-Verordnungen für Olivenöl.

Essentielle Fettsäuren → S. 15, 20, 34
Lebensnotwendige Fettsäuren, die der Körper nicht selbst herstellen kann. Dabei handelt es sich um die zweifach ungesättigte Linolsäure und die dreifach ungesättigte Linolensäure.

Extraktion → S. 42
Prozessstufe bei der konventionellen Herstellung von Speiseölen, bei der durch einen chemischen Vorgang mit einem Lösungsmittel (z. B. Hexan) das Öl aus dem Rohstoff herausgelöst wird.

Fettlösliche Vitamine → S. 13
Die wichtigsten sind die Vitamine A, D und E. Native Speiseöle sind vor allem für die Vitamine A und E ein wertvolle Lieferanten.

Fettsäuren → S. 22
Bestandteil der Fette neben Glycerin; Moleküle aus Kohlenstoffketten mit Wasserstoff- und Sauerstoffatomen. Bis heute sind ca. 200 verschiedene Fettsäuren in Ölen und Fetten bekannt.

Freie Fettsäuren → S. 44, 54
Fettsäuren, die sich bei Fettverderb vom Triglycerid abgespalten haben. Olivenöl beispielsweise wird in Güteklassen eingeteilt anhand des Gehalts an freien Fettsäuren.

Freie Radikale → S. 14
Chemische Verbindungen, die die Zellmembranen zerstören und die Zelle und damit den Organismus schädigen können. Freie Radikale entstehen durch Schadstoffe oder auch UV-Licht; Schutz bietet z. B. Vitamin E.

Functional Food → S. 14
Lebensmittel, die durch einen künstlichen Zusatz von z. B. Vitaminen oder Mineralstoffen angereichert wurden. Beispiel: Fruchtsaft mit Calcium.

Gesättigte Fettsäuren → S. 24
Fettsäuren ohne Doppelbindung, die relativ stabil gegenüber dem Einfluss von Licht, Luft und Hitze sind. Reichlich enthalten in Fetten, die bei Zimmertemperatur fest sind. Beispiel: Stearinsäure.

High-Density-Lipoproteins (HDL) → S. 18, 19
Lipoproteine hoher Dichte. Transportvehikel für das Fett im Blut, die das Fett an die Leber weitergeben.

High-oleic-Öle → S. 71
Sonnenblumenöl und Distelöl werden im Handel jeweils auch in einer High-oleic-Version angeboten. Diese High-oleic-Sorten (englisch für: viel Ölsäure) werden aus Ölsaaten gewonnen, die durch Züchtung ein Fettsäuremuster mit einem hohem Anteil von Ölsäure erhalten haben.

Kaltgepresst → S. 50
Kaltgepresst (oder kaltgeschlagen) bedeutet nur, dass das Öl mechanisch gepresst, d. h. nicht extrahiert und raffiniert wurde, sagt aber nichts über die vor, während oder nach der Pressung entstehenden oder zugefügten Temperaturen aus.

kbA → S. 54
aus kontrolliert biologischem Anbau

Low-Density-Lipoproteins (LDL) → S. 18, 19
Lipoproteine geringer Dichte. Transportvehikel für das Fett im Blut zu den Zellen.

MUFA → S. 29
Monounsaturated fatty acid = einfach ungesättigte Fettsäure.

Nativ → S. 51
Bezeichnung für schonend hergestellte Speiseöle, Synonym für naturbelassen und ursprünglich.

Omega-Fettsäuren → S. 29
Klassifizierung der Fettsäuren. Die Position der Doppelbindung bei den mehrfach ungesättigten Fettsäuren wird mit dem griechischen Buchstaben Omega gekennzeichnet.
– Omega-3-Fettsäuren, z. B. Linolensäure
– Omega-6-Fettsäuren, z. B. Linolsäure
– Omega-9-Fettsäuren, z. B. Ölsäure

Ölziehen → S. 67
Methode zur Entgiftung: Morgendliches Mundspülen mit Pflanzenöl (z.B. Sonnenblumenöl) entzieht der Mundschleimhaut Schadstoffe und stärkt den Mund- und Rachenraum.

Phytosterole → S. 17
Phytosterole (oder Phytosterine) sind natürliche Bestandteile pflanzlicher Öle, die cholesterinspiegelsenkend wirken, weil sie die Absorption von Cholesterin aus dem Darm verhindern.

PMS → S. 75
Prämenstruelles Syndrom; umfasst alle hormonbedingten Beschwerden vor der Menstruation.

Prostaglandine → S. 35
Gewebshormone, verantwortlich für die Regulierung zahlreicher Stoffwechselvorgänge.

PUFA → S. 29
Polyunsaturated fatty acid = mehrfach ungesättigte Fettsäuren. Dazu gehören z.B. Linolsäure (LA), Linolensäure (LNA), Gamma-Linolensäure (GLA), Docosahexaensäure (DHA), Eicosapentaensäure (EPA).

Raffination → S. 44
Aufwendiger Prozess bei der konventionellen Herstellung von Speiseölen, bei der das Rohöl aus der Extraktion entschleimt, entsäuert, gebleicht und gedämpft wird, um die natürlichen Fettbegleitstoffe, die freien Fettsäuren, Farbstoffe und Geruchs- und Geschmacksstoffe zu entfernen.

Schmelzpunkt → S. 26, 37, 47, 69
Die Temperatur, bei der ein Speisefett flüssig wird. Der Schmelzpunkt beeinflusst die Verdaulichkeit: Fette mit niedrigem Schmelzpunkt, z.B. Kokosfett (ca. 25 °C), werden besser absorbiert als z.B. Butterfett (39 °C).

Schneckenpresse → S. 48
Mechanische Presse für Speiseöle, horizontales Gehäuse mit Schneckenwelle, arbeitet nach dem Prinzip Fleischwolf (s. Abb. 11, S. 49).

Sortenreinheit → S. 58
Speiseöle, die aus nur einer Ölsaat oder -frucht gepresst wurden, werden sortenrein genannt und dürfen nach dem entsprechenden Rohstoff auch auf dem Etikett benannt werden.

Trans-Fettsäuren → S. 37
Ungesättigte Fettsäuren, die ihre Molekülstruktur durch Hitzeeinwirkung verändert haben. Trans-Fettsäuren entstehen z. B. bei der konventionellen Herstellung und Härtung von Pflanzenölen oder beim Braten mit nativen Speiseölen bei hohen Temperaturen. Während die Fettsäurekette in der Cis-Form in gekrümmter Struktur vorliegt, haben Trans-Fettsäuren eine gestreckte Form. Durch diese Moleküländerung ist die ursprüngliche Funktion im Körpergestört, sie gelten als gesundheitsschädlich.

Triglycerid → S. 23
Verbindungen von einem immer gleichen Glycerinmolekül und drei variierenden Fettsäuren. Die meisten Fette bestehen zu 98–99% aus Triglyceriden.

Ungesättigte Fettsäuren → S. 28
Fettsäuren mit einer- oder mehreren Doppelbindungen. Zahlreich in guten Speiseölen vorhanden. Durch die Reaktionsfreudigkeit der Doppelbindung sind die ungesättigten Fettsäuren an vielfältigen Stoffwechselprozessen beteiligt. Je nach Anzahl der Doppelbindung mehr oder weniger empfindlich gegenüber der Einwirkung von Licht, Luft und Hitze.

Vitamin E → S. 14
Fettlösliches Vitamin, das die Gruppe der Tocopherole umfasst. Vitamin E wirkt als Antioxidans im Speiseöl und schützt die Fettsäuren vor frühzeitigem Verderb durch Licht und Luft. Vitamin E wirkt im Körper als Zellschutz, indem es z. B. schädliche Radikale abfängt.

Zur Autorin

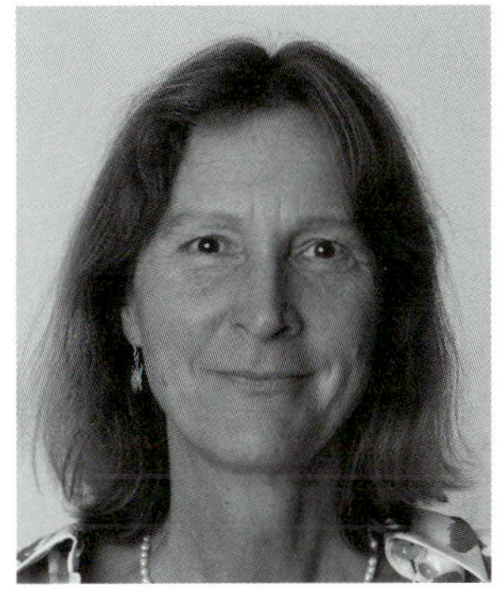

Sabine Pohl, geboren 1958, studierte Agrarwissenschaften und schloss darin sowohl mit einem Fachhochschul- als auch mit einem Universitätsdiplom ab. Sie fand ihre Berufung in der Biobewegung und arbeitete bei einer der ersten Ökobäckereien in Deutschland, bevor sie bei einem bekannten Naturkosthersteller Karriere machte. Dort wurde sie von der Leidenschaft für hochwertige Pflanzenöle gepackt und entwickelte ein Wert erhaltendes Pressverfahren für besonders empfindliche Öle. Heute ist sie freiberuflich tätig und gibt ihr langjähriges Praxis-Wissen in zahlreichen Seminaren weiter. Mit diesem Ratgeber bietet die Öl-Expertin ihr Know-how in kompakter und leicht verständlicher Form als Buch an.